吞嚥困難評估和治療
——臨床實用手冊

Evaluation and Treatment of Swallowing Disorders: Clinical Handbook

歐陽來祥　編著
劉欣怡　整理

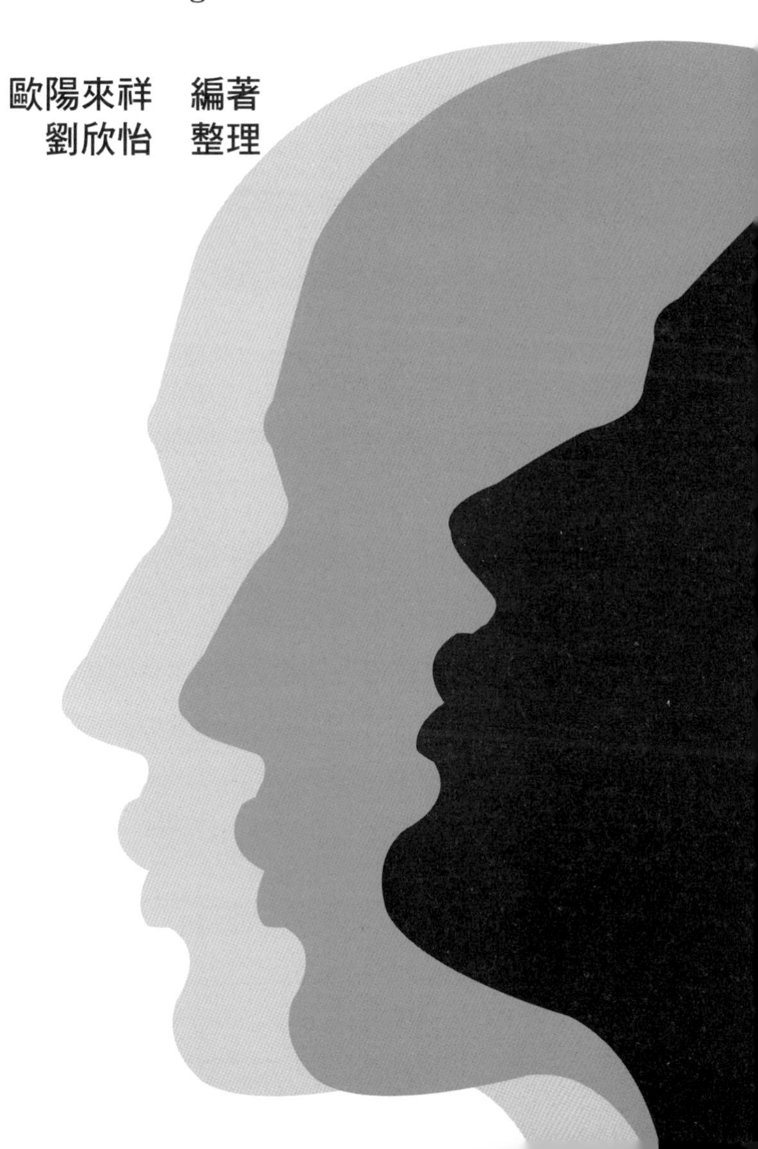

編著者簡介

歐陽來祥

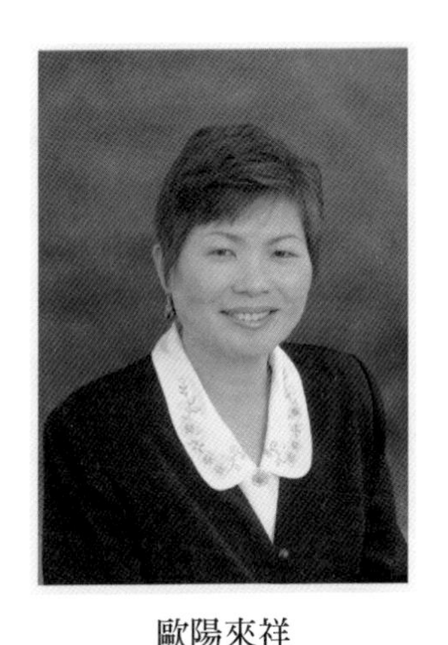

歐陽來祥
Laishyang (Melody) OuYoung

▶美國執照雙語語言治療師
(Speech-Language Pathologist)
▶美國加州執照針灸師
(Acupuncturist)

歐陽來祥女士在北美從事語言治療及培訓工作已有三十多年。自1994年起，她便擔任美國加州嘉惠爾醫院（Garfield Hospital & Medical Center）語言治療部門主管，該醫院位於華人集中地區——蒙特利公園市（Montery Park City），是南加州最大的一間替華人病患提供良好服務的醫院。歐陽女士為了更上一層樓，加強對腦腫瘤、腦傷和聲帶受損病患的語言、吞嚥和聲音的復健，她在2004年起到南加大教學醫院（University of Southern California University Hospital）擔任語言治療部主任。她曾受聘於巴樓（Barlow）胸腔科復健醫院、UCLA醫院腦傷復健中心及懷特醫院。

歐陽來祥女士是北美頗負盛名的華人雙語治療師，她將最新的專業知識和技巧，應用在臨床上得到顯著的突破。在孩童方面，她採用感覺統合（Sensory Integration）和口腔運作（Oral Motor Training）的訓練，用於孩童餵食困難和自閉症的早期療育上，頗獲成效。在成人方面，她專精於中風、腦傷和頭頸部腫瘤引起的吞嚥困難嗓音異常，以及失語症的復健工作。她自創了Ouyoung Dysphagia Boot Camp（ODBC）歐陽式吞嚥訓練以及ABCLOVE Voice Training整體性嗓音訓練，十分實用並具功能性，深受語言治療人員喜愛。

歐陽來祥女士是美國語言治療學會會員、加州語言治療學會會員，和加州中醫針灸公會的會員。她曾經在美國許多專業訓練和研討會中，發表專題演講，並且舉辦專業臨床技巧訓練班。她亦從1990年起就開始在中國、台灣和香港的國際研討會中擔任嘉賓，並且分享她的專業臨床技巧和臨床治療成果。

歐陽來祥女士生於台灣，在美國南伊利諾大學（Southern Illinois University）得到溝通語言障礙碩士學位，她有好學不倦的精神，利用週末和假日進修了中醫課程，在加州南灣中醫大學（South Baylo University）拿到中醫針灸的碩士學位和加州中醫針灸的執照。她以對語言治療的執著追求與對病患的熱忱關心，幫助了許多在語言、嗓音和吞嚥方面有困難的兒童及成人康復。她畢生的最大心願是希望能將自己的專業知識和治療技巧，分享於華人同胞，希望能以臨床知識交流和探討的方式，來培養更多的語言治療專業人才，為更多的海內外華裔病患提供高品質的服務。

整 理 者 簡 介

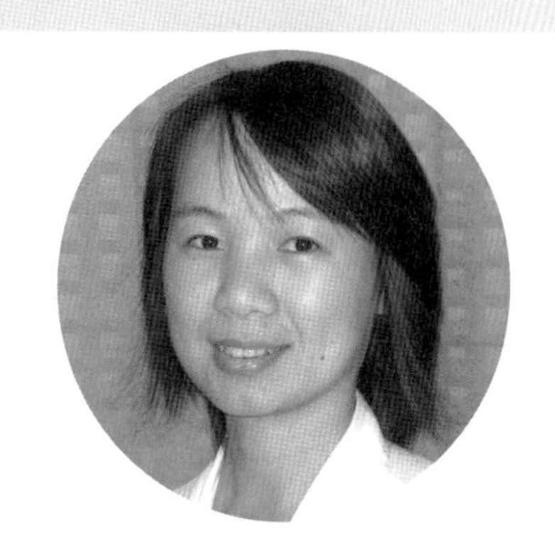

劉欣怡

學歷　美國加州州立大學富勒頓校區溝通障礙碩士

（California State University-Fullerton, Department of Communicative Disorders）

國立彰化師範大學學士後中等教育學分班結業

私立淡江大學學士後英文學分班結業

國立中央大學法國語文學系學士

經歷　美國南加大教學醫院語言治療師

美國嘉惠爾醫院語言治療師

美國加州州立大學富勒頓校區溝通障礙研究所研究助理

（研究專題：口吃）

私立淡江中學法文和英文老師

現職　美國加州大學爾灣校區醫學中心語言治療師

專長　成人重症與癌症病患的吞嚥障礙與嗓音障礙復健

目錄

CONTENTS

第2篇　成人吞嚥困難治療篇

第3篇　成人個案研討

推薦序一

神經性疾病及頭頸部腫瘤處置後之個案常出現吞嚥異常，若沒有經過適當的處置，個案極易產生脫水、營養失衡以及吸入性肺炎，嚴重者甚至因而死亡。近二十年來，吞嚥異常的處置在Jeri A. Logemann博士的領導，以及多位專家學者的研究發展下，有了飛躍的進步，目前已經發展出許多有效的評估方法與治療策略。在國內外，吞嚥處置為語言治療師的執業項目；學校聽語系所均開設有此門課程，培養學生有關吞嚥方面的專業知識。然而，吞嚥異常個案種類很多，處置方法也互異，對於在學學生，或是剛踏入臨床的語言治療師，常不知如何著手。

歐陽來祥女士有美國語言病理學碩士學位，並具有美國語言病理師執照，在美國從事語言治療工作有二十多年，處理過各種不同類型的吞嚥異常個案。歐陽女士經常參加吞嚥有關的研習會，並將最新技巧與專業知識融合，應用在個案身上。此外，歐陽女士常在美國及台灣等地舉辦吞嚥及語言障礙研習會，獲得極大的迴響。為了幫助學生及語言治療師使用最適當的方式處理吞嚥異常個案，以達到最好的療效，歐陽女士將她多年的臨床經驗整理成冊，用簡單的語句，說明各種成人吞嚥評估及治療的方法；其中，歐陽女士還提供十幾位吞嚥異常案例做參考。此外，此書的教學光碟有吞嚥處置方法示範，讀者可以實際瞭解臨床操作的方法。

一般的吞嚥異常教科書是提供讀者有關吞嚥異常的基礎知識，這本書是提供實際的臨床處置策略，彼此互補，建議語言治療師同時具備兩種書籍。

盛華

亞洲大學聽力暨語言治療學系講座教授

前國立台北護理學院聽語障礙科學研究所教授兼所長

美國威斯康辛大學麥迪遜校區語言病理學博士

美國聽力語言學會語言病理師證書

美國無喉者語言治療師檢定證明

中華民國聽力語言學會聽語治療師鑑定證明

2008年6月

推薦序二

吞嚥障礙是溝通障礙領域中盛行率甚高且非常複雜的障礙領域，專業人員與社會大眾在面對此龐大的族群時，處置方法的認識與學習對語言治療師等專業人員、家屬、聽語系所的學生、社會大眾顯得非常重要。近年來，吞嚥障礙處置技術日新月異，吞嚥障礙學理背景、語言治療師專業能力，以及治療師的臨床經驗更關係著治療的成效與效率！《吞嚥困難評估和治療——臨床實用手冊》是一本有關吞嚥障礙處置上相當實務的書籍，作者就她多年的臨床實務中，憑藉著個人的專業能力與病患服務熱忱，出版此書，無論是對吞嚥障礙學理深入淺出的論述，或者連結與分享多年的臨床實務經驗，都提供讀者有關吞嚥障礙處置的技巧與步驟，並以案例呈現方式更強化其實用性，「臨床實用手冊」可說是名符其實！本書也可提供語言治療師等專業人員、家屬、聽語領域學生相當豐富的參考資料。

筆者認識歐陽女士近二十年，也親自參觀她目前執業的南加大附設醫院機構，歐陽女士無論其語言治療師的專業能力，或者與病患互動的情形，她都是一位相當稱職、熱忱的專業語言治療師。本書就吞嚥複雜的神經生理結構深入淺出的介紹，並就臨床評估重點、一般臨床處置方法，及當今特殊處置技術詳加說明。本書的另一個特色是呈現各類吞嚥障礙個案實例來說明治療方法，是一本相當實用的吞嚥障礙臨床專書，這樣的實例引證專書，也開國內聽語障礙專書先驅。

歐陽女士長年執業於美國，並常在海峽兩岸、世界各地奔波以貢獻其所學與專業，並在繁忙的臨床工作之餘，能振筆疾書專業所長，以嘉惠病患、家屬、同行、後輩！本人除了感佩之餘，也希望此書能喚起大眾認識吞嚥障礙，而在台灣已邁入高齡化的社會結構之際，期盼本書可改善許多老人疾病所造成的病痛與不便，更提升大眾對語言障礙領域的認識。

王南梅

中山醫學大學語言治療與聽力學系講座教授

中華民國聽力語言學會顧問

前中山醫學大學語言治療與聽力學系系主任

前中華民國聽力語言學會常務理事

2008年6月於台中

推薦序三

對每一位想要瞭解吞嚥異常的生理病理和如何處理吞嚥異常的治療工作人員來說，歐陽主任（Melody）所寫的這本臨床治療手冊將會是在坊間吞嚥異常的教科書外，很好的補充臨床資源。

歐陽主任花了很多心思將此書的教材安排妥當，讓讀者很容易找到不同的吞嚥異常類型和治療的方案，她的這番苦心完全以讀者的需求為目的。

這本臨床吞嚥治療手冊是獨一無二的，不但是在此書包含的深廣度，而且在對不同類型的治療手法介紹上，配合教學光碟，讓所有從事治療的工作人員，都能夠學會幫助吞嚥異常病患的技巧。

我深切希望本書能夠以英文來出版，好讓我耳鼻喉科和診所中的所有醫療人員人手一冊，做為臨床吞嚥異常處理的資源手冊。

歐陽主任以她的智慧完成了這本書，這本書將會成為一本經得起時間考驗的臨床資源手冊。

Dr. Uttam Sinha

南加州醫療大學耳鼻喉科吞嚥聲音復健主任

名耳鼻喉科外科醫生

經常與歐陽主任一起辦研習會，發表論文

2008年5月20日

推薦序四

我先謝謝妳用在語言醫療領域中最好的治療方法來解決我複雜的吞嚥困難，我完全理解能獲得最大的治療功效是語言治療師和病患一起合作的共同目標。妳可以隨意引用我的這封信，讓大眾對妳的專業有所瞭解。

我將我的情形先描述一下，好讓以後的讀者明白我的病情。我是一位積極的六十八歲白種美國人，不幸在十年前患了第三期舌癌，我接受了大區域的喉嚨手術和喉嚨重建手術。去年六月我進行了腹部阻塞的手術，在恢復期時，我住院的語言治療師決定並且相信我不能嚥下任何食物或者喝液體，這位語言治療師不能提供任何實質的幫助。幸好這位語言治療師去參加妳在Orange County的研討會演講，她告訴我妳的姓名和聯繫訊息。

我在七月和妳見面做吞嚥評估，妳相信用創新而不是教科書的一般治療方法可實現我的目標——能再次進口食吃飯。我們一同努力，每週三次，持續了四個月，再配合食道擴張手術，將我的食道擴大之後，我居然能再次吞嚥。目前我們仍然繼續合作來改進我的吞嚥技術和改善我的聲音音質。

毫無疑問在我的頭腦裡，妳所使用的吞嚥技巧和運動，如果能夠運用在我手術期時，大部分因為手術或放射療法而造成的損害可被減到最小，我推薦任何人不幸有複雜的吞嚥困難時，應該與妳見面做評估，並且使用妳的治療方法。妳對工作的熱忱，激發病患努力再努力，再次感謝妳。

Bruce Thomson

2008年5月16日

推薦序五

我是一位作家、好萊塢電影製作人、主管，今年九十歲，我是接受歐陽主任（Melody）吞嚥治療的一位病患。我在2005年4月27日因為肺炎而住進南加州大學附屬教學醫院（USC University Hospital），在醫院時，我根本不能講話，也不能吃食物，主治醫生建議我裝胃管來維持我的營養。歐陽主任在做完吞嚥評估和吞鋇測試後，堅持說只要我努力做吞嚥練習，我有很好的機會可以恢復我的講話和吞嚥功能——她知道我將很努力的加強我的吞嚥能力。由於她的鼓勵和教導，我現在可以吃日常食物，喝液體而不會被嗆到，也沒有發生肺炎而住院。

雖然我不能聰明地討論她書中有關專業技術的層面，但是我可以確定的是，此書一定會教導讀者有關吞嚥輔導的方法，吃食物和喝水是一般人認為是理所當然的事，只有當你有吞嚥困難時你才會感覺到其重要性。我感謝歐陽主任治癒我的吞嚥困難，讓我和一般人一樣——能正常的吃食物和喝水。

Walter Doniger

2008年5月16日

推薦序六

我的丈夫Kurt是一位八十五歲退休的建築師、探險者和作者，在有了帕金森氏症又不幸中風之後，由醫生轉介到歐陽主任語言治療室來做吞嚥和語言評估。在評估時，歐陽主任檢查Kurt的吞嚥情形，她以簡單易懂的語言來解釋發生吞嚥困難的原因。這是我生平第一次（並且這是真實的）向歐陽主任學習有關帕金森氏症和中風之後對我先生的吞嚥和語言肌肉的傷害。病患和家庭成員對吞嚥困難生理基礎的瞭解是非常重要的，因為只有當他們理解產生吞嚥困難的生理基礎時，他們才會理解口腔肌肉練習的主要目的是為了改善吞嚥困難。

歐陽主任用肌肉圖表來顯示吞嚥肌肉和功用，並解釋她將如一個體育教練，教Kurt如何鍛鍊他的吞嚥和聲音肌肉來改善吞嚥功能；她設計了一個完整的治療計畫並製作訓練光碟，讓我們可以帶回家自己練習。我覺得在家練習教學光碟是十分重要的，因為我們家庭內的每個人都可以學習到幫助Kurt的方法和練習的項目。

我相信歐陽主任能夠幫助Kurt恢復吞嚥功能的成功關鍵如下：

1. 她知道保持Kurt學習動機是十分重要的，她知道如果練習太艱難，Kurt將會拒絕在家做它。
2. 她觀察很仔細，常選用不同的練習來配合病患的學習情緒。因為Kurt情緒每日變化，有時高、有時低。每次Kurt來醫院治療時，歐陽主任會先查看Kurt的狀況，如果他有點疲倦，她會給他動態的練習提供他精神能量；如果他有點悲哀，她會透過音樂來振奮他的精神；如果他的精神體力好時，她會鼓勵他採取主動。Kurt身為一個攝影家，他的視覺能力占了很大的優勢，她建議我準備Kurt以前的攝影照片，帶到治療室來做治療項目的談論。我先生十分喜愛這建議。

3. 她的治療計畫不令人厭煩！她知道Kurt不做他不喜歡的項目。她對音樂的使用是極好的方法，既能加強肌肉，又能從中得到樂趣，這不但激勵他，並且鼓勵他堅持訓練計畫。她運用一些小工具，例如口哨、樂器Kazoo來達到練習的目的，這是十分高明的，這也是使Kurt一直能堅持做練習的原因。
4. 歐陽主任設計的練習項目針對嘴唇、面頰、舌頭，和提升喉頭的練習治療十分有創意和富於想像力。她提供容易記得並且實用的技術，例如：咀嚼口香糖來加強舌頭的力量、增加吞嚥次數、減少流口水，吞之後，然後吐氣，減少嗆到次數；為了不使Kurt精疲力竭，她建議每天多做幾次，每次練習時間短（五或者十分鐘），並且常常變換練習項目。

Kurt首次接受評估時，他只能講幾句話，說話十分費力，他不能說完一個長而完整的句子。他聲音沙啞，喝水時會嗆到，嚴重流口水。在接受吞嚥聲音治療四次之後，他開始有更好地溝通交流，他有能力用句子談話長達一個小時，判斷力、認知力都進步了。他喝水不會嗆到，而且吞嚥功能增強，口水流的程度和次數減少。目前Kurt已經開始主動再次著手做攝影室的工作，這是在開始治療前是不可能的事情。

最後，我認為歐陽主任寫的這本臨床手冊的治療是與其他吞嚥書有很大的差別如下：

1. 它是一本訊息豐富和非常實用的指南，實用的技術來幫助病患恢復他們吞嚥的功能。
2. 她用不同的病例、教學光碟來提升學習能力，並且示範一個語言治療師或者家庭成員怎樣能幫助病患，我相信每個家庭成員或者語言治療師能受益於此書，學到有效的臨床技巧來幫助吞嚥困難者。
3. 歐陽主任有無限的熱情和執著，將她有用的臨床技能教導與分享給有心者。她實用的練習工具和易懂的指導，無論是對語言治療師還是家庭成員，都有很大的指導作用，可積極幫助吞嚥困難病患。她對病患敏銳的觀察力和對家屬的熱忱和同情心，以及她卓越的臨床技巧，我深信她可以幫助每個吞嚥有困難的世人！

由***Pamela Meyer***（***Kurt Meyer*** 的妻子）所寫

2008年5月29日

Kurt Meyer是美國退休的有名建築師、探險者和作者

今年八十五歲，居住在加州好萊塢

編著者序

民以食為天，「吃」是人類的一大慾求。然而，在臨床上有許多病患，因諸多原因引起吞嚥困難，進而嚴重影響生活品質。輕者在吃東西時會咳嗽，重者會因食物誤入肺部而引起吸入性肺炎，更甚者則須依靠鼻飼管或是胃管來維持營養的需求。

在美國從事語言治療工作已二十多年，近年來常在台灣與大陸舉辦語言治療研討會，與臨床醫師和治療師共同研討有關吞嚥困難的評估與治療方針。每逢研討會結束時，許多學員常向我詢問有關出版吞嚥困難的臨床評估與治療手冊或教學光碟事宜。因工作繁忙，常感有心致力此事，卻一直無法有空整理思緒。看到病患與家屬因吞嚥困難的苦，與治療師有時束手無策的難，我下定決心要編寫一本供語言治療師、病患及家屬參考的臨床實用手冊，將有效的治療方式一一列入手冊中，期達到「立竿見影」的功效。這本書是我與欣怡君精心策劃，以實用為主的吞嚥困難評估與治療的臨床手冊，所有的評估方式與訓練方法是我個人從事語言治療工作二十多年來的結晶。希望能藉此書來達到推廣語言治療，期達到早期治療、早期康復的目的。

歐陽來祥

2008年7月

整理者序

我於2000年底，自台灣赴美攻讀溝通障礙。在求學期間，於嘉惠爾醫院語言治療科擔任義工時，遇見貴人，有幸受教於歐陽來祥主任，接受歐陽主任在成人與兒童語言治療的臨床指導，開啓我對臨床語言治療的興趣與眼界。承蒙歐陽女士的信任，讓我在擔任義工期間，有機會協助整理翻譯治療用的教材與講義，以幫助華人病患與家屬接受更有效的語言治療服務。2005年初我從加州州立大學富勒頓校區溝通障礙研究所畢業後，應歐陽來祥主任的邀請，加入南加大醫院語言治療科的團隊，在各類加護病房重症病患、癌症病患與嗓音疾病方面的語言治療上有更進一步的學習。近年來，歐陽主任時常應邀至大陸與台灣舉辦語言治療研討會。主任有心將她二十多年經驗粹煉出的精華整理出書，並邀請剛出茅廬的我參與她寫作新書的計畫並協助整理資料。

僅以感恩與學習的心接受這項學習的邀請，希望能將目前我們在美國成功的治療經驗介紹給華人地區的語言治療同業，推廣語言治療服務，其實只要把握治療的原理原則，吞嚥困難的治療並不困難。希望這本臨床吞嚥治療手冊能幫助語言治療師與病患家屬，能從簡明扼要的病理簡介、治療活動與個案研討中，設計出屬於病患個人量身訂做的治療計畫。

劉欣怡

2008年7月

第 1 篇

成人吞嚥困難基礎篇

第 1 章

吞嚥功能簡介

一、吞嚥困難的定義

「吞嚥障礙」是由臨床上諸多不同的疾病，引起病患進食時的不便與困難。吞嚥障礙可能發生在任何年齡層的病患，從剛出生的新生兒到年長的老人，皆可能因口腔或咽喉部組織器官缺陷或受損、中樞神經或周邊神經功能受損、口腔與咽喉部肌肉運作失調，以及頭頸部感覺神經失衡等因素，直接或間接引起吞嚥過程中口腔期、咽喉期或食道期的吞嚥功能障礙，並造成抽吸（aspiration）的危險。

二、正常的吞嚥過程

食物要從口腔進入胃部，必須要有完整而正常的吞嚥過程。此吞嚥過程包括：自發性與非自發性的階段，可分爲以下四個階段。

（一）口腔準備期（Oral Preparation Phase）

通常當人看見食物或想到食物時，一旦引起食慾，口腔會開始分泌唾液。另一方面，當食物入口後，口腔內的感覺細胞會知道如何辨認食物的大小、食物的質感、食物的位置（在雙齒中，雙頰中）、是否要分泌口水，以及是否用不同的運作方式來處理食物；此時雙唇是緊閉的，舌頭準備成杯狀，將食物從前面往後推，進入咽喉部。這些口腔準備工作，稱為口腔準備期。

（二）口腔期（Oral Phase）

口腔期的吞嚥功能屬自發性的吞嚥階段，因為個人的主觀意識可以控制是否要含著放入嘴中的食物，何時開始咀嚼、咀嚼的方式，或吞嚥的方式。所謂細嚼慢嚥或狼吞虎嚥，便是描述口腔期自發性吞嚥功能的最佳寫照。

當食物放入口腔之後，雙唇必須緊閉，才能將食物含在口腔；咀嚼時，透過雙唇、舌頭以及面頰肌肉張力的互動，牙齒將食物咀嚼成食糜團。舌頭左右移動並向上頂住硬顎，軟顎向上提升，咽喉收縮，舌根肌肉提起，最後將食糜團推至舌根。咀嚼與味覺更進一步刺激口水分泌，並激起吞嚥的基本反射。

口腔期吞嚥功能的主要目的是將食物咀嚼成食糜團，以便將食糜團傳送到咽喉，以進入食道與胃部，屬食物消化的第一步驟。

（三）咽喉期（Pharyngeal Phase）

咽喉期的吞嚥功能屬非自發性的吞嚥階段。因為咽喉期的吞嚥完全由吞嚥反射啟動。

在口腔期吞嚥過程的最後，食糜團抵達舌根部，引起吞嚥反射，吞嚥反射會將咽喉部打開，讓食物進入咽喉。同時聲門緊閉，停止呼吸，喉頭向上前方提升，會厭軟骨往前移動以保護氣管入口，不讓食物進入氣管。咽括約肌放鬆，將食物傳送至食道。

咽喉期吞嚥功能的主要目的是將食物傳送到食道並保護氣管，不讓食物誤入氣管，以免引起抽吸的危害。通常正常咽喉期的吞嚥時間爲一至一點五秒。

（四）食道期（Esophageal Phase）

食道期的吞嚥功能屬非自發性的吞嚥階段。因爲構成食道的平滑肌不受自主神經的控制。

食物通過咽喉，咽括約肌放鬆，食道打開，食物進入食道。食物通過噴門進入胃部後，噴門再度緊閉以防食物逆流。

食道期吞嚥功能的主要目的是將食物傳送到胃部，正常食道期吞嚥時間爲八至二十秒。

三、常見的吞嚥障礙

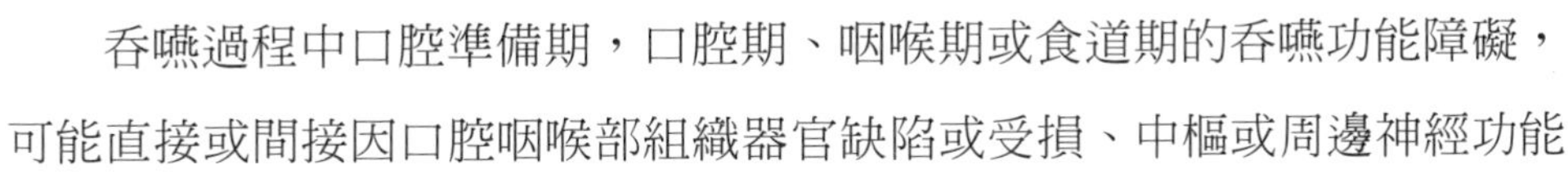

吞嚥過程中口腔準備期，口腔期、咽喉期或食道期的吞嚥功能障礙，可能直接或間接因口腔咽喉部組織器官缺陷或受損、中樞或周邊神經功能受損、口腔咽喉部肌肉運作失調，以及頭頸部感覺神經失衡等因素造成。

臨床上，治療師可依病患對其吞嚥問題的陳述，並觀察病患的行爲來評估病患在不同吞嚥期可能出現的吞嚥困難。一般常見的吞嚥困難症狀，可依主要吞嚥期常見吞嚥困難的原因來分類。

（一）口腔準備期與口腔期的吞嚥困難

1. 口水過多或不足：口腔準備期的主要功能在於人看見食物後，產生食慾並分泌口水來滋潤口腔，但口水分的分泌可能會受到疾病、環境或治療方式的影響而降低，如：藥物引起的乾口症、氧氣面罩的使用，或使用嘴巴呼吸等，皆會造成口腔乾燥的情況，進而造成咀嚼時乾澀不適的感覺；更在咀嚼過程中因口水不足，咀嚼的食物過度黏稠而不易形成食糜團。但口腔內若含有過量的口水，除了會流口水不雅觀之外，過多的口水亦會降低食糜團的黏稠度，被過多口水稀釋的食糜團，會影響吞嚥的效率。
2. 雙唇或面頰肌肉無力：若雙唇或面頰的肌肉無力，平時無法將口水含在口中，或在咀嚼過程中無法有效將食物含在口腔內，或是吞嚥後食物殘留在肌肉無力的那一邊。
3. 口腔感覺功能低下或不足：當口腔的感覺神經失調，人對口腔內食物的量與食物位置的感覺不易。有些人容易咬到面頰肉或舌頭，有些人不易查覺口腔內有食物，無法有效咀嚼食物，或吞嚥後口腔殘留食物而毫不自覺。
4. 咀嚼肌無力：咀嚼肌無力時，無法有效咀嚼食物，容易嗆到，或吃兩三口食物後便感疲憊，無法繼續進食，進而引起營養不良或脫水的健康問題。
5. 舌頭無力或局部舌頭肌肉僵硬而引起肌肉協調不佳：舌頭無力或局部舌頭肌肉僵硬而引起肌肉協調不佳，無法有效控制食糜團，吞嚥後常見食物殘留口腔側邊或舌頭上。

6. 舌根無力：舌根無力而無法有效將食糜團推送到咽喉，造成食物殘留在舌根上或舌根下方的豁。
7. 軟顎無法上提：軟顎上提無力或手術切除局部軟顎後，軟顎無法有效將通往鼻腔的通道封閉，食物可能會從鼻孔溢出。
8. 無牙或假牙鬆弛：無牙或假牙鬆弛會影響咀嚼功能。通常人在大病一場之後，牙齦萎縮，造成假牙鬆動。鬆動的假牙容易因反覆摩擦引起口腔潰瘍，並食物容易殘留在假牙與牙齦的縫隙內，食物腐敗後滋生細菌，容易引起口臭或其他成為其他併發症的疾病溫床。

（二）咽喉期的吞嚥困難

1. 咽反射遲緩或無咽反射：當吞嚥的咽反射遲緩甚至於毫無咽反射時，咽喉部便喪失保護氣管的功能，食道的開啓亦會受到影響。隨著地心引力滑下咽喉的食靡團，便毫無障礙地流入氣管，引起抽吸的高度危機。
2. 聲門無法緊閉或喉頭無力向上前方提起。
3. 當聲門無法緊閉或喉頭無法向上前方提起時，咽喉部保護氣管的功能不完全，無法緊閉氣管的入口，食糜團容易滑入聲門，若聲門關閉不全時，滑入聲門的食糜團繼續滑入氣管的機率大增，造成咳嗽，或食物進入氣管的抽吸危險。常見的臨床現象爲，吞嚥後聲音有濁水聲或痰多不易咳出。當喉頭上提無力的時候，傳送食糜團的吞嚥功能低落，食糜團容易卡在喉嚨，即殘留在會厭豁（Valleculae）

或梨狀窩（Pyriform Sinuses）。殘留在咽喉部的食物，可能會隨著時間混合著吞嚥不完成的口水，一同滑下氣管，造成抽吸的危機。

4. 環咽肌功能失常：當環咽肌過度緊繃時，食道不易張開，但環咽肌過度鬆弛時，可能引起喉頭提升困難。
5. 呼吸功能與吞嚥功能失調：當進行咽喉期的吞嚥時，人必須屏住呼吸以保護氣管，如果呼吸功能與吞嚥功能的協調失常，如因呼吸急促，造成吞嚥時無法屏住呼吸，引起抽吸的機率會相對增加。

（三）食道期的吞嚥困難

常見食道期的吞嚥困難，與食道傳送食物進入胃部過程有關。

1. 食道狹窄或硬化，或食道流動力減低或障礙：常見的現象爲吞嚥後，覺得食物卡在食道或不易進入胃部。
2. 食物逆流：用餐後食物逆流至口腔或咽喉部。

表1-1 按吞嚥期分類的吞嚥功能與吞嚥困難對照表

吞嚥期	吞嚥功能	吞嚥困難
口腔準備期與口腔期	※當看見食物，口腔開始分泌唾液，感覺食物的位置、質感、大小。 ※食物進入口腔後，雙唇緊閉。 ※咀嚼食物：透過雙唇、舌頭與面頰肌肉張力的互動，牙齒將食物咀嚼成食糜團。 ※舌頭左右移動，並向上頂住硬顎，軟顎向上提升，咽喉	※口水過多或不足。 ※因雙唇肌肉無力，流口水，食物流出口腔。 ※舌頭無力，或肌肉緊繃，或協調不佳，無法控制食糜團。 ※口腔感覺功能低下或不足。 ※咀嚼肌無力。 ※舌根無力。 ※軟顎無法上提。

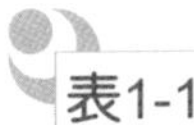

表1-1 按吞嚥期分類的吞嚥功能與吞嚥困難對照表（續）

吞嚥期	吞嚥功能	吞嚥困難
口腔準備期與口腔期	收縮，舌根肌肉提起，最後將食糜團推至舌根。 ※咀嚼與味覺更進一步刺激口水分泌，並激起吞嚥的基本反射。	※食物從鼻孔溢出。 ※無牙或假牙鬆弛。
咽喉期	※食糜團抵達舌根部，咽喉部打開讓食物進入咽喉。 ※聲門緊閉，停止呼吸，喉頭向上前方提升，會厭軟骨往前移動以保護氣管入口，不讓食物進入氣管。 ※咽括約肌放鬆，將食物傳送至食道。 ※正常為一至一點五秒。	※咽反射遲緩或無咽反射。 ※聲門無法緊閉或喉頭無法向上前方提起而造成咳嗽，或食物進入氣管。 ※食物卡在喉嚨，即食物殘留在會厭谿或梨狀窩。 ※痰多不易咳出。 ※吞嚥後聲音有濁水聲。 ※環咽肌功能失常，如過緊，或過度鬆弛，或喉頭提升困難。 ※呼吸急促，造成吞嚥時無法屏住呼吸。
食道期	※食道打開，食物進入食道。 ※食物通過賁門進入胃部後，賁門再度緊閉以防食物逆流。 ※正常為八至二十秒。	※食物卡在食道。 ※躺臥後食物逆流至口腔。 ※吞嚥後覺得食物不易進入胃部。 ※食道狹窄。 ※食道流動力減低或障礙。 ※吃一點食物便有飽足感。

四、五項基本的口腔反射（Five Basic Oral Reflexes/Responses）

當評估病患吞嚥困難時，治療師必須測試病患有否呈現異常的口腔基本反射現象。正常嬰兒在吃東西時都有五項口腔的基本反射功能：

1. 覓食反射（Rooting Reflex）。
2. 緊咬反射（Bite Reflex）。
3. 吸吮反射（Suckling Reflex）。
4. 嘔吐反射（Gag Reflex）。
5. 咳嗽反射（Cough Reflex）。

但其中前三種基本反射功能會隨年齡的增長而消失，成人若在進食中出現原已退化的基本反射功能，則爲不正常的現象。

（一）覓食反射（Rooting Reflex）

此種反射動作自嬰兒出生時就存在，特徵爲當觸碰嬰兒嘴角或面頰時，可引起嬰兒上下尋找乳頭的動作，覓食反射一直持續到出生後三個月才會消失。

成人若出現覓食反射是不正常現象，常見於雙邊中風病患或腦傷病患。

（二）緊咬反射（Bite Reflex）

此種反射動作自嬰兒出生時就存在，特徵爲觸碰嬰幼兒牙齦時，會引起咀嚼肌閉合的現象。緊咬反射會持續到出生後九到十二個月消失。

此種反射動作十分強硬，病患可能會出現磨牙動作。當食物一放入口中，病患會持續的咬緊食物而不鬆口，因此影響正常進食。

（三）吸吮反射（Suckling Reflex）

此種反射動作自嬰兒出生時就存在，特徵為將手指放入零到六個月的嬰幼兒口中，可引起吸吮動作。吸吮反射會從出生後第六個月開始消失，取而代之的是吸的動作。吸吮反射常見於成人腦傷病患。

（四）嘔吐反射（Gag Reflex）

此種反射是基本保護的反射功能，目的是不讓異物進入聲門或是肺部。嘔吐反射是軟顎與懸雍垂和咽壁同時提起，而引發嘔吐的動作。此反射的反應時間為肌功能的指標。欠缺嘔吐反射並不表示病患無法進食。

測試方式：

※用棉花棒刺激舌根部，觀察病患的反應。

※過度反應（hyperactive）：病患會想逃避，表情不悅。通常棉花棒只觸碰口腔前部，病患就會想吐。

※無反應或反應低落（hypoactive）：病患對棉花棒的刺激毫無反應，治療時可用冷凍棉花棒在舌根部予以刺激，或教病患說「啊」，以觀察軟顎提升的程度。

（五）咳嗽反射（Cough Reflex）

此種反射是基本保護的反射功能，當異物進入聲門上時，正常人會馬上以強而有力的咳嗽將異物咳出聲門之外。

測試方式：

要求病患用力咳嗽，聽病患咳嗽聲的強弱度與聲音的清晰度。若病患咳嗽無力或是聲音嘶啞或有氣息聲，可能表示病患的肺活量不足，或是聲門閉合的能力不足。

五、吞嚥困難引起的健康危機

吞嚥困難會引起吸入性肺炎、體重減輕、營養不良、脫水等影響健康的危機。對吞嚥困難的早期評估和早期治療，不但可減少吸入性肺炎的罹患率，進一步能增加病人康復的機會，提升生活品質，更減少醫療費用。

（一）吸入性肺炎（Aspiration Pneumonia）

抽吸（Aspiration）：指食物、液體或是口水流入聲門進入氣管和肺部，而引起吸入性肺炎。吸入性肺炎病患的胸部X光片特徵爲：右下肺葉出現陰影。抽吸有其明顯的表徵，如病人在吃東西或喝飲料時出現咳嗽現象；但有時，抽吸亦有可能毫無任何表徵。如肺氣腫的病患在進食時，可能出現無聲抽吸（Silent Aspiration），而毫無咳嗽現象，但於一星期後卻出現低溫咳嗽或無力的現象，直到照胸部X光時才發現異物進入肺部。

語言治療師在進行床邊吞嚥困難評估時，約有百分之四十的機率無法正確判斷無聲抽吸的病患有無食物誤入肺部的症狀。

下列臨床症狀在評估吸入性肺炎高危險群的病患時，有高度參考價值：

1. 遲緩的吞嚥反應。
2. 呼吸困難的病患，特別是氣喘、慢性肺病（COPD）及肺氣腫的患者。
3. 聲音嘶啞或說話時有濁水聲。
4. 過多的痰或口水。
5. 過去有吸入性肺炎的病史。

（二）體重減輕、營養不良或脫水

若病患在一星期內出現體重減輕百分之二，或是在一個月內體重減輕百分之五，此症狀顯示病患爲吞嚥困難的高危機群。

（三）反嘔與食物逆流

病患進食後若出現嘔吐現象，在嘔吐的過程中，食物可能會誤入肺部而引起肺部發炎感染。嚴重的食物或胃酸逆流亦會有引起吸入性肺炎的危險。

食物逆流的症狀如下：

1. 用餐後或夜間睡覺時出現嘔吐或咳嗽現象。
2. 口中有異味，胸口或咽喉有灼熱感。

六、從神經學的角度看吞嚥功能

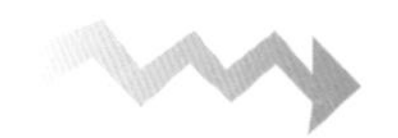

吞嚥功能結合自主意識與不自主肌肉動作的反應，為綜合一系列精密的神經與肌肉相互協調所產生的結果。倘若在任何一個環節出錯，則會出現吞嚥功能障礙。因此，為更加提昇對吞嚥障礙的瞭解評估與治療，必須對神經系統與吞嚥功能之間的關係有基本的認識。

神經系統可區分為中樞神經系統與周邊神經系統。中樞神經系統分為兩個部分：腦和脊髓。周邊神經系統分成兩個主要部分：軀體神經系統和自律神經系統。常見的吞嚥障礙原因多與中風、車禍腦傷，或神經系統病變等有直接的關連，主要的原因乃與控制或協助吞嚥功能的腦功能或腦神經之受損有關。以下兩個表格扼要列出與吞嚥功能直接或間接相關的腦部結構和腦神經。

在中樞神經系統中，與吞嚥功能有關的主要腦部結構如下：

腦部結構	主要功能	相關的吞嚥功能
大腦皮質（Cerebral Cortex）	思考、自發性的動作、語言、推理、知覺	進食與吞嚥動作協調
中腦（Midbrain）	視覺、聽覺、眼球轉動、身體動作	進食與吞嚥動作協調
小腦（Cerebellum）	動作、平衡姿勢	進食與吞嚥動作協調
腦幹（Brain Stem）	呼吸、心跳速率、血壓	吞嚥與呼吸功能協調
下視丘（Hypothalamus）	體溫調控、情緒、飢餓、口渴、生理時鐘	食慾與吞嚥功能協調
視丘（Thalamus）	感覺的統合、運動的統合	吞嚥動作與感覺統合
邊緣系統（Limbic System）	情緒化的行為	吞嚥安全
海馬迴（Hippocampus）	學習、記憶	學習吞嚥技巧的能力
基底核（Basal Ganglia）	行為	吞嚥動作協調

在周邊神經系統與吞嚥功能相關的腦神經如下：

數目	名稱	功能	相關的吞嚥功能
I	嗅神經（Olfactory Nerve）	嗅覺	刺激食慾
II	視神經（Optic Nerve）	視覺	刺激食慾，掌握食物的位置，協助進食的動作協調
III	動眼神經（Oculomotor Nerve）	眼球移動；瞳孔收縮	掌握食物的位置，協助進食的動作協調
IV	滑車神經（Trochlear Nerve）	眼球移動	掌握食物的位置，協助進食的動作協調
V	三叉神經（Trigeminal Nerve）	來自臉部和頭部的體感覺訊息（觸碰、疼痛）；咀嚼肌	咀嚼並協助口腔期咀嚼食物動作協調
VI	外旋神經（Abducens Nerve）	眼球移動	掌握食物的位置，協助進食的動作協調
VII	顏面神經（Facial Nerve）	味覺（舌頭前端三分之一）；來自耳朵的體感覺；控制掌管臉部表情的肌肉	味覺並協助口腔期咀嚼食物動作協調
VIII	前庭耳蝸神經（Vestibulocochlear Nerve）	聽覺；平衡	協助吞嚥過程的身體動作平衡
IX	舌喉神經（Glossopharyngeal Nerve）	味覺(舌頭後端三分之一)；來自舌頭，扁桃腺，咽頭控制某些用於吞嚥的肌肉	味覺，協助口腔期咀嚼食物與咽喉期吞嚥動作協調
X	迷走神經（Vagus Nerve）	內臟的感覺，運動以及自主性功能（腺體，消化，心跳速率）	聲門的肌肉控制與吞嚥安全
XI	脊髓副神經（Spinal Accessory Nerve）	控制頭部運動所使用之肌肉	協助吞嚥過程的身體動作平衡
XII	舌下神經（Hypoglossal Nerve）	控制舌頭的肌肉	口腔期食糜團的形成與傳送

參考資料：http://www.dls.ym.edu.tw/neuroscience/neurok_c.html

第2章 臨床吞嚥困難的評估

一、吞嚥困難的篩選（Screening）

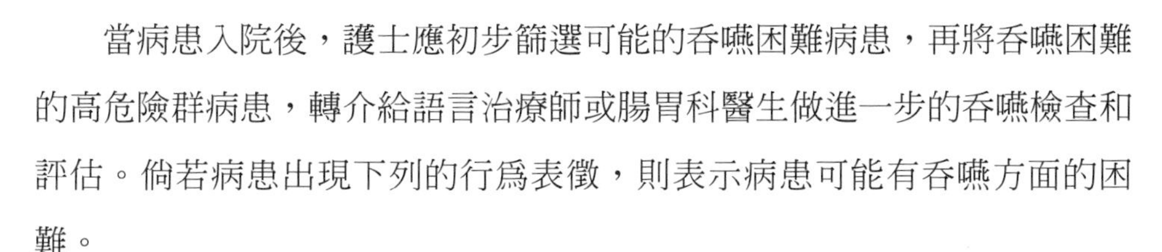

當病患入院後，護士應初步篩選可能的吞嚥困難病患，再將吞嚥困難的高危險群病患，轉介給語言治療師或腸胃科醫生做進一步的吞嚥檢查和評估。倘若病患出現下列的行爲表徵，則表示病患可能有吞嚥方面的困難。

吞嚥困難的症狀：

※咀嚼困難或口腔肌肉無力或舌頭不靈活。

※流口水或食物隨口水流出。

※吞嚥時出現頭部過度動作，如以搖頭晃腦方式幫助吞嚥。

※每口食物或飲料須吞二、三次才能下嚥。

※食物殘餘在口腔內部，或口中塞滿食物不吞下。

※食物含在口中卻毫無吞嚥的現象。

※感覺食物卡在喉嚨，吞嚥困難。

※進食或喝飲料的當時或之後，咳嗽或嗆到。

※吞嚥後，說話時，聲音有水濁聲。

※音質爲氣息聲或無聲音。

※咳嗽聲音不大或太弱。

※吃飯時呼吸急促。

※吃東西時有流眼淚的現象。

※快速進食或注意力不集中。

※食物從鼻孔流出。

※餐後反嘔或是胃酸過多。

※用餐時間過長。

※無法自己餵食。

※食量不大（吃東西很容易吃飽）。

※有脫水現象（皮膚按下去，會陷下去，不易彈回）。

※低溫或神智不清。

※有肺炎或中風的病史。

二、臨床吞嚥困難評估檢查（Bedside Swallow Evaluation）

當語言治療師接到醫生轉介的病例後，進行臨床吞嚥評估檢查時，應注意下列的工作重點與思考方向。

（一）查閱病歷

查閱病歷時的要點評估（Chart Review）：

1. 病史：急性或慢性病？爲何入院？有無肺氣腫或慢性肺炎病史？有否中風或反胃現象？任何頭頸部或腸胃道手術的紀錄？或因藥物引起的吞嚥困難？

2. 醫生與護士的紀錄：有無低溫燒？病患目前的進食方式？食量？有任何吞嚥困難的症狀？目前的認知能力？
3. 營養師之紀錄或病患目前的營養狀況：體重有否減輕？進食量是否足夠身體營養的需求？
4. 胸部X光紀錄：是否有肺炎的病史。一般而言，吸入性肺炎的症狀爲低溫燒，右肺葉有發炎或肺部積水現象。
5. 可能與吞嚥困難有關的醫學診斷：
   (1) 中風（CVA）
   (2) 帕金森氏症（Parkinson's Disease）
   (3) 阿茲海默疾病（Alzheimer's Disease）
   (4) 肺炎（Pneumonia）
   (5) 腎衰竭（Renal Failure）
   (6) 糖尿病（Diabetes）
   (7) 肺氣腫（COPD）
   (8) 腦傷（Traumatic Brain Injury）
   (9) 腦瘤（Brain Tumor）
   (10) 中樞神經系統退化變性疾病（MS, ALS）
   (11) 腦性痲痺（Cerebral Palsy）
   (12) 頭頸部或食道或胃部出現癌症（Head and Neck, Esophagus or Stomach Cancer）
   (13) 乾口症（Xerostomia）
   (14) 口腔失用症（Oral Apraxia）

(15) 咀嚼功能異常〔Temporal-Mandibular Joint (TMJ) Disease, Trismas〕

（二）臨床吞嚥評估檢查之重點

1. 觀察病患的情況：

(1) 呼吸情況：呼吸是否急促？有否使用氧氣輔助呼吸？正常呼吸為每分鐘十二至十六次。呼吸急促可能會增加抽吸的危險。

(2) 認知能力：可否聽懂指令？注意力能否集中？神智是否清醒？

2. 病患或家屬訪談：

(1) 詢問病患入院前的飲食狀態和進食習慣、對食物的偏好或營養狀況，有無吞嚥困難、食慾不佳或體重減輕的情況。

(2) 可針對查閱病例過程中，注意到可能與吞嚥困難有關的事項，作進一步的訪談與瞭解。

（三）床邊吞嚥困難評估表

床邊吞嚥困難評估表能快速的協助治療師評估吞嚥困難病患的現狀，並擬出初步的治療方針。

床邊吞嚥困難評估表

姓名：__________ 評估人員：__________ 評估日期：__________

病史：

目前病況：

☐口食：食物：__________

☐胃管／鼻飼管（未口食）

☐氣切（trach）

☐胸部X光結果

☐發燒

☐失語症／語言障礙

☐神智清醒

☐牙齒／假牙

☐體重減輕

☐其他：__________

何時開始吞嚥困難：

____

____

____

吞嚥困難的特徵（描述吞嚥困難的情形）：

____

____

____

（四）口腔運作功能檢查

口腔運作功能檢查可進一步判斷可能引起口腔期吞嚥困難的問題癥結，有助於下階段吞嚥困難治療計畫的規劃。

1. 檢查工具：手套、壓舌板或海綿棒，如有需要可使用手電筒增加照明。

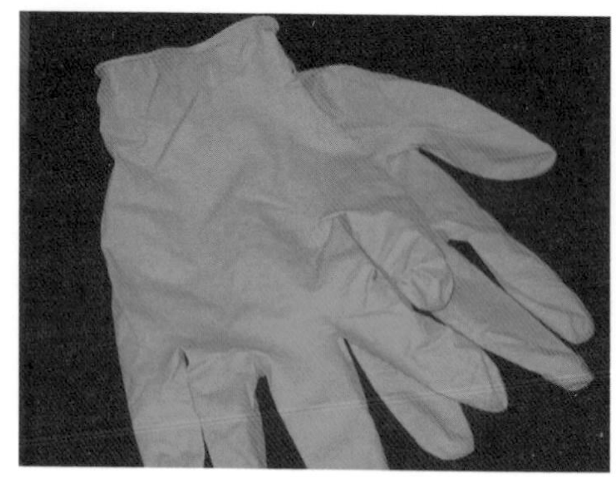

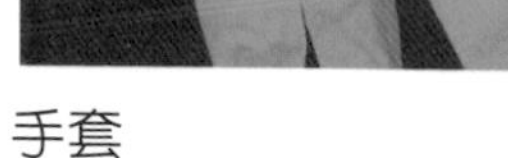

手套

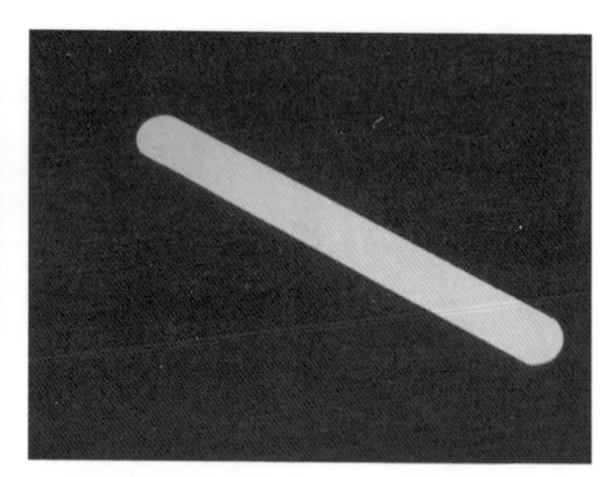

壓舌板

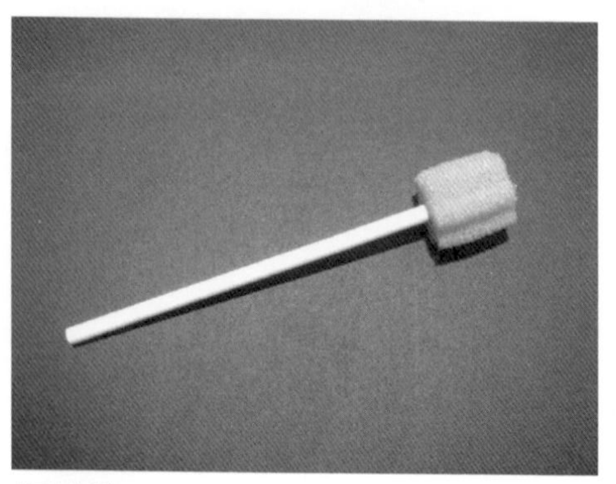

海棉棒

2. 口腔運作功能檢查的要點

(1) 主要檢查顏面與口腔內組織器官：面頰、嘴唇、下頷、舌頭、硬軟顎與牙齒。

(2) 檢查評估的重點：肌肉組織結構的對稱，肌肉的張力與彈性，肌肉在運動時的速度、靈活度、協調度與伸張的範圍（Range of Motion），以及口齒清晰度。

口腔運作功能檢查表

臉部：☐ 對稱　☐ 不對稱
　　　☐ 下垂（左／右）　☐ 僵硬（左／右）
面頰：☐ 肌肉鬆弛（左／右）　☐ 肌肉緊繃（左／右）
嘴唇：☐ 肌肉鬆弛（左／右）　☐ 肌肉緊繃（左／右）
　　　☐ 唇裂
下頷：☐ 肌肉鬆弛　☐ 肌肉緊繃
舌頭：☐ 上下移動　☐ 左右移動
　　　☐ 伸吐舌頭　☐ 舌根無力
硬軟顎：☐ 顎裂
牙齒：☐ 牙齒鬆動　☐ 假牙　☐ 無牙
口語清晰度：__________%於單字／雙辭／句子程度

（五）常見吞嚥困難的臨床症狀

吞嚥困難有其脈絡可循，可從病患的臨床症狀判斷其體表功能與吞嚥困難的癥結。以下表格可協助治療師在進行臨床吞嚥檢查前，迅速釐清病患可能的吞嚥困難。

臨床症狀	體表功能	吞嚥困難
鼻音重	軟顎關閉不全〔Incomplete Velopharyngeal Closure (IVC)〕	※IVC ※食物從鼻孔流出 ※吞嚥後食物殘留在鼻孔
聲音嘶啞或氣息聲	※真聲帶閉合不全 ※真聲帶癱瘓 ※真聲帶腫脹	※食物進入聲帶 ※清喉嚨時無力
喝水後聲音有濁水聲	水囤積在真聲帶上	水進入聲門或氣管
對濁水聲毫無反應	※不會自動清喉嚨 ※反應不敏銳	嗆反射失常
咳嗽聲音微弱	聲帶閉合不全	食物進入聲門或氣管
食物卡在喉嚨	聲門閉合不全	食物進入聲門或氣管
呼吸急促	不能持續屏住呼吸	不能防止食物進入聲門
吞嚥後立即咳嗽	※聲門肌肉無力 ※聲門提高力不足	食物進入聲門或氣管
吞嚥後反嘔	咽喉紅腫，環咽肌功能失常，食道狹窄	食物逆流

（六）吞嚥功能檢查

在查閱病史、與護士或病患家屬訪談，以及病患的口腔運作檢查之後，治療師將餵食病患不同質地的固體食物與不同濃稠度的液體食物，以評估其口腔期與咽喉期的吞嚥功能。

1. 測試食物：碎冰塊、半固體食物（水果泥）、水、固體食物（如餅乾）、增稠劑（用以增加水的濃稠度）。
2. 測試工具：湯匙、杯子、吸管。

   當進行液體吞嚥安全評估時，應先以湯匙餵食；倘若沒有問題，再進一步以杯子餵食；倘若沒有問題，再進一步以吸管餵食。
3. 餵食程式：碎冰塊→半固體食物（水果泥）→水→固體食物（餅乾）。

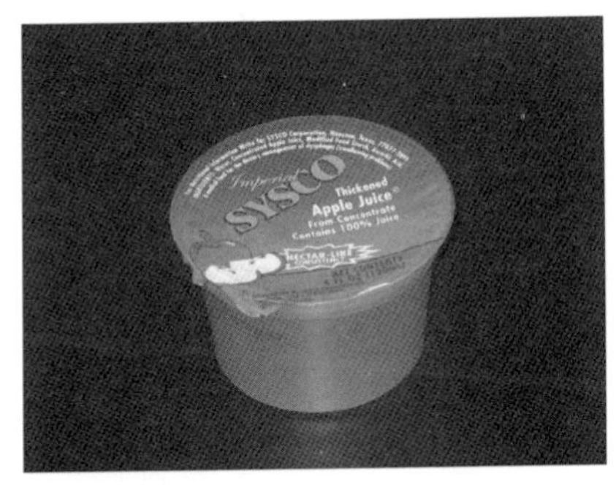

增稠的果汁

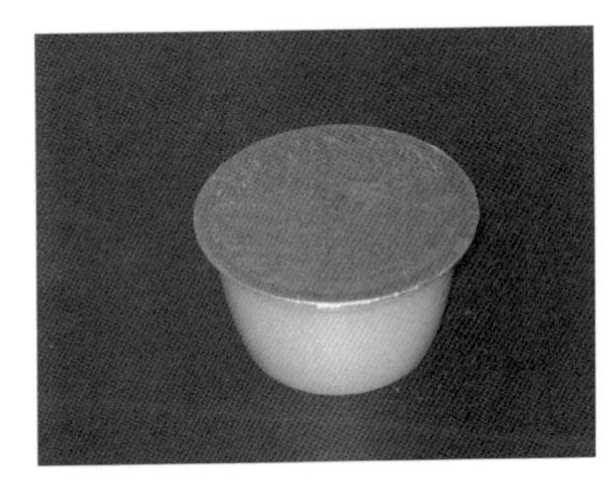

水果泥

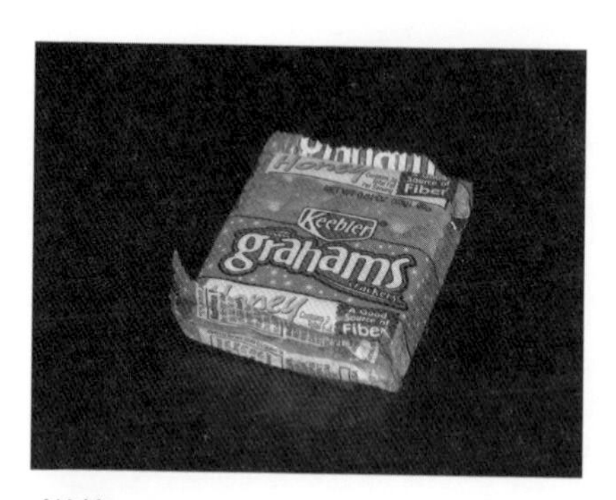

餅乾

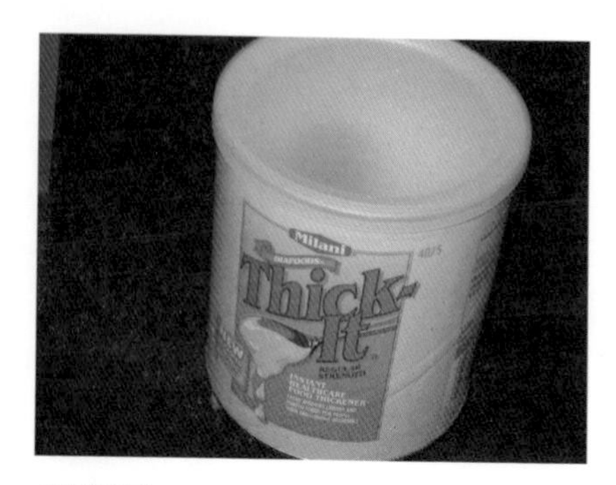

增稠粉

當病患喝水會嗆到的時候，可使用增稠劑增加液體的濃度，以進一步測試病患在液體濃稠方面的吞嚥安全。

（七）口腔期、咽喉期與食道期吞嚥困難程度表

口腔期、咽喉期與食道期吞嚥困難程度表（Dr. Jennifer Horner's Scale），列出病患可能出現的口腔運作困難，與對不同質地食物可能出現的吞嚥困難臨床症狀，可幫助治療師迅速評估病患的吞嚥功能障礙。

口腔期、咽喉期與食道期吞嚥困難程度指標的定義：

1. 口腔期嚴重程度指標：

0：極重度嚴重（Profound Dysfunction）：口腔殘留物很多，沒有食物可吞進咽喉。

1：重度嚴重（Severely Dysfunction）：很費力吞嚥，有食物分散到面頰和舌旁邊。常見流口水的現象。

2：中度（Moderate Dysfunction）：吃的速度慢，喝水流動力差，有一些殘留物在舌旁，也可能流口水。

3：輕度（Mild Dysfunction）：吃的速度稍微慢些，嘴唇微開，偶而口水流出。

4：正常（Normal）。

2. 咽喉期嚴重程度指標：

0：極重度嚴重（Profound）：沒有吞嚥反應（>30秒）。

1：重度（Severe）：吞嚥反應（>6～29秒）。

2：中度（Moderate）：吞嚥反應（>1～5秒）。

3：輕度（Mild）：吞嚥反應（<1秒）。

4：正常（Normal）。

3. 食道期嚴重程度指標：

0：極重度嚴重（Profound）：沒有吞嚥反應（>30秒），咽環肌（Cricopharyngeal Muscle）不開，沒有食物可進入食道。

1：重度（Severe）：吞嚥反應（>6～29秒），會厭谿（Valleculae）和梨狀窩（Pyriform Sinues）有很多殘留物，咽環肌不開。

2：中度（Moderate）：吞嚥反應（>1～5秒），咽環肌功能低。

3：輕度（Mild）：吞嚥反應（<1秒），有殘留物在會厭谿（Valleculae），咽環肌功能正常。

4：正常（Normal）。

口腔期、咽喉期與食道期吞嚥困難程度表（Dr. Jennifer Horner´s Scale）

吞嚥期	困難程度	碎冰塊	半固體食物	水	固體食物
口腔期	口水量異常 （過多／不足）				
	雙唇肌肉無力				
	舌頭無力				
	口腔感覺功能低下				
	吞嚥後口腔有殘留食物				
嚴重程度：	食物從鼻孔流出				
0 1 2 3 4	假牙鬆弛				
咽喉期	咽反射遲緩				
正常：4秒	聲門提升無力				
輕度遲緩：3 <1秒	食物卡在喉嚨				
中度遲緩：2 >1～5秒	吃喝或吞嚥時咳嗽				
重度遲緩：1 >6～29秒	吃喝或吞嚥後咳嗽				
極重度嚴重：0 >30秒	咳嗽力度： 弱／微弱／正常				
嚴重程度： 0 1 2 3 4	聲音品質： 微弱／濁水聲				
	呼吸急促				
食道期	食物卡在食道				
正常8～20秒	食物逆流到口中				
嚴重程度：	吃完後嘔吐				
0 1 2 3 4	用餐後容易有飽足感				

（八）評估結果

完成床邊吞嚥評估檢查後，治療師可應病患在不同吞嚥期出現的吞嚥困難嚴重指數，研判吞嚥困難的程度與癥結，並擬定治療方針。

吞嚥困難評估			
	吞嚥困難嚴重指數	吞嚥困難	治療方針
口腔期 01234			
咽喉期 01234			
食道期 01234			

（九）評估結果樣本參考

吞嚥困難評估			
	吞嚥困難嚴重指數	吞嚥困難	治療方針
口腔期 01234	重度嚴重	・流口水 ・雙唇肌肉無力 ・口腔感覺動能低下	・雙唇運動 ・口腔按摩運動
咽喉期 01234	中度嚴重 吞嚥反應 一秒到五秒	・咽反射遲緩 ・聲門提升無力	・檸檬棒刺激 ・聲門提升運動
食道期 01234	輕度嚴重	・吃完後嘔吐 ・食物卡在食道	・用餐後保持正直體位三十分鐘 ・交換不同食物液體

（十）治療計畫與建議

床邊吞嚥評估檢查完成後，應針對病患的進食狀況與吞嚥治療提出建議。

倘若病患的吞嚥功能正常，不需接受治療，則按病患的狀況推薦合適的食物質地和水的濃稠度的建議。

倘若病患的吞嚥功能有問題，則須思考病患能否安全的進食？合適的食物質地爲何？吞嚥治療的重點方向爲何？是否需要進一步進行吞鋇吞嚥檢查？並提供適切的吞嚥進食技巧需知與衛教訓練。

以下的吞嚥治療計畫與建議表，可協助治療師快速擬定病患的吞嚥治療計畫。

吞嚥治療計畫與建議表

1. 進食與否：　☐ 禁口食　☐ 口食
2. 食物質地建議：　☐ 流質食物　☐ 增稠飲料 ☐ 清水
   ☐ 半固體食物
   ☐ 固體食物　☐ 軟食　☐ 剁碎的食物
3. 吞嚥治療
4. 吞鋇吞嚥檢查（Modified Barium Swallow Study）
5. 吞嚥進食技巧需知
6. 病患及家屬衛教訓練

（十一）臨床吞嚥評估檢查報告

<table>
<tr><th>臨床吞嚥評估檢查報告</th></tr>
<tr><td>檢查日期： □ 確認病患身分 吞嚥檢查時間：</td></tr>
<tr><td>□ 確認醫師處方 轉介吞嚥檢查的原因：
診斷： 語言治療診斷：
入院日期： 手術日期：
特殊注意事項或隔離警告：</td></tr>
<tr><td>病史：</td></tr>
<tr><td>吞嚥困難的病史：</td></tr>
<tr><td>精神狀況：□神智清醒／□其他：</td></tr>
<tr><td>病患／家屬訪談（有關病患吞嚥困難治療和家屬的意願）：</td></tr>
<tr><td>病患的行為與臨床檢查紀錄：</td></tr>
<tr><td>病患對治療的期望：</td></tr>
<tr><td>病患目前的飲食狀況：</td></tr>
</table>

臨床吞嚥評估紀錄

食物質地	劑量	次數	抽吸現象	濁水聲	進食方式／吞嚥方法
☐ 碎冰塊			是　否	是　否	
☐ 液體			是　否	是　否	
☐ 增稠液體			是　否	是　否	
☐ 半固體食物			是　否	是　否	
☐ 剁碎的食物			是　否	是　否	
☐ 固體食物			是　否	是　否	

咳嗽：☐ 否 ☐ 是：何時 ☐ 吞嚥前 ☐ 吞嚥時 ☐ 吞嚥後

抽吸的高危險群：☐ 否　☐ 是

註：劑量可用ml或cc代表。

臨床評估檢查

口腔期吞嚥功能：

咽喉期吞嚥功能：

整體功能評估	目前狀況	短期治療目標 日期	長期治療目標 日期
口腔運作功能			
聲門緊閉功能			
呼吸功能狀況			
飲食狀況			

<table>
<tr><td colspan="3">影響吞嚥安全與妨礙吞嚥功能的因素</td></tr>
<tr><td colspan="2">☐ 口腔運作功能不佳
☐ 呼吸功能不佳</td><td>☐ 聲門緊閉功能不佳
☐ 無法順利吞嚥固體／液體食物</td></tr>
<tr><td colspan="3">吞嚥治療建議</td></tr>
<tr><td colspan="2">☐ 禁口食
☐ 口食／推薦食物的質地
☐ 營養師諮商
☐ 吞鋇吞嚥檢查
☐ 吞嚥治療
☐ 其他：</td><td>
☐飲食安全協助程度
☐一對一協助
☐緊密觀察（Close Supervision）</td></tr>
<tr><td colspan="3">吞嚥治療計畫</td></tr>
<tr><td colspan="2">☐ 口腔運動治療
☐ 聲門緊閉運動
☐ 咽喉上提運動
☐ 特別吞嚥方法</td><td>☐ 深部咽喉神經刺激治療
☐ 電刺激治療
☐ 病患與家屬衛教訓練
☐ 其他：</td></tr>
<tr><td colspan="2">治療時間：</td><td>處方簽到期時間：</td></tr>
<tr><td colspan="3">☐ 與病患／家屬討論治療的目的以及病患對吞嚥治療的期待。
☐ 與病患／家屬討論接受治療與否的利弊得失。
☐ 其他：
復健潛力：☐ 很好　☐ 中庸　☐ 勉強　☐ 很差</td></tr>
<tr><td>治療師姓名</td><td>治療師簽名</td><td>日期</td></tr>
<tr><td>醫師姓名</td><td>醫師簽名</td><td>日期</td></tr>
</table>

三、吞鋇吞嚥測試（Modified Barium Swallow Study）

（一）目的

當床邊吞嚥測試後，如果懷疑病人有咽喉期的吞嚥困難時，或可能有吸入性肺炎時，可建議吞鋇吞嚥測試。

1. 應該接受的吞鋇吞嚥測試病人的臨床症狀如下：
   (1) 有低溫燒（在華氏一百度或攝氏三十七點八度以下）
   (2) 呼吸急促或困難。
   (3) 喝水後聲音濁水聲。
   (4) 病歷中有吸入性肺炎、中風、腦神經損傷、車禍脊椎受傷者。
   (5) 使用呼吸器或氣切病患。
   (6) 肺氣腫、使用鼻飼管氧氣，呼吸困難病人。
2. 適用病患：
   病人神智是清醒並且可以張開口接受食物者。如果病人清醒度不夠、體力很弱並且容易疲勞，或合併有低溫燒時，此時可延後吞鋇吞嚥測試。可先做口腔期吞嚥治療。

（二）吞鋇吞嚥測試前的準備工作

1. 評估病患在檢查前的情況：
   (1) 從床邊吞嚥測試中查出病人的進食情況。
   (2) 有困難的食物：固體？液體？

(3) 進食的姿勢和肌張力。

(4) 吞嚥後之反應：咳嗽？喝水後聲音有水聲？要吞嚥二次？呼吸急促或困難？

(5) 有口腔失用症（Oral Apraxia）？

(6) 可以聽指令嗎？注意力可以集中嗎？

(7) 有不正常的口腔反射嗎？

2. 與家屬和病患溝通：

如果建議吞鋇吞嚥測試，治療師必須要與病患和家人解釋吞鋇吞嚥測試的目的。主要溝通重點如下：

(1) 找出病人咽喉期吞嚥困難的原因。

(2) 咳嗽是在開始吞嚥前？吞嚥過程中？吞嚥後完成？

(3) 食物會進入氣管嗎？食物進入聲帶上時，是否可以咳出？咳嗽力量夠嗎？

(4) 找出進食吞嚥的補償技巧，餵食的體姿。

(5) 建議食物的種類質感和濃稠度。

3. 測試時應準備的食物：

(1) 不同濃稠度的液體、半固體和固體食物：

a.液體：冰塊、清水、濃汁。

b.稠狀食物：粥、米糊。

c.半固體狀：布丁。

d.固體：餅乾或麵包。

e.或其他病人喜歡的食物。

(2) 將所有測試用的食物與鋇粉混合。

4. 測試時應準備的器材用具：

(1) 針筒（3cc、5cc、10cc）。

(2) 湯匙。

(3) 杯子。

(4) 吸管。

(5) 錄影帶或DVD。

（三）檢查步驟

1. 檢查要點：

(1) 先用病人容易入口的食物開始試食。

(2) 如果病人吞嚥困難十分嚴重時，先用冰塊測試。

(3) 一律先從小量的食物測試（3cc），然後慢慢加到5cc，再到10cc。

(4) 影像應包括嘴唇、下頷和咽喉，先從攝影側面（Lateral View）吞嚥檢查，然後再轉向攝影正面（Anterior View）吞嚥檢查。

2. 步驟：

(1) 3cc清水，或病人容易入口的食物加鋇粉，試吃二次。

(2) 3cc粥狀食物，試吃二次。

(3) 3cc濃汁，試吃二次。

(4) 四分之一的餅乾，試吃二次。

3. 吞鋇吞嚥檢查過程中的吞嚥方法評估：

在吞鋇吞嚥檢查過程中，如果病人有食物進入氣管或有食物留在會厭谿（Valleculae）或梨狀窩（Pyriform Sinuses）上面的情況，必須試用下列的吞嚥方法來防止食物進入氣管：

(1) 改變身體姿勢：

a.低下頭：適用於吞嚥反應慢、舌後根無力、聲門關閉不全的病患。

b.頭往後仰：適用於口腔功能差，但咽喉期反應正常的病患。

c.頭轉向差的一邊：適用於單邊咽喉肌肉萎弱的病患。

(2) 運用進食技巧：

a.增加口感：交替不同的味覺（如酸、冷），對舌頭施加壓力來加強吞嚥反應（例如：用湯匙壓在舌頭上面）。

b.特殊吞嚥技巧：

(a) 用力吞（運用在舌後根無力）。

(b) 上聲門吞嚥法（Supraglottic Swallow）（適用在聲門關閉不全的病患）。

(c) 孟德森吞嚥法（Mendelsohn Maneuver）（適用在聲門不能提升或是環咽肌不能打開的病患）。

c.交替不同質地或濃稠度的食物來加強吞嚥功能：例如吃一口食物後，喝一口水將食物吞下去。

4. 解讀吞鋇測試的重點：

(1) 吞嚥開始時，觀察食糜團的移動：

a.是否移動速度緩慢？

b.在哪裡開始緩慢？持續多久？

c.在哪裡開始咽喉期吞嚥反射？

d.是否有食物進入聲門上面或氣管？何時進入？

e.舌頭的移動咽喉提升的時間。

f.聲門的關閉時間。

g.環咽肌的開口時間。

h.舌後根上提與推動食糜團的力量大小。

(2) 吞嚥同時和吞嚥後，應觀察食物停留的部位：

a.口腔部位→檢查舌頭的力量，是否舌根後縮，或舌肌肉僵硬。

b.會厭谿（Valleculae）→檢查食物在舌後根或咽喉壁的流動情況，是否有殘留物。

c.梨狀窩（Pyriform Sinuses）→檢查聲門提升和環咽肌的開口時間，是否有殘留物。

d.咽喉壁→咽喉肌的收縮力量，是否可將食糜推動到食道。

e.確定何種食物進入聲門或氣管。

（四）撰寫吞鋇吞嚥報告之重點

1. 口腔期食物流動的時間（以秒來計算）：

如果不正常則要：

(1) 描述不正常的現象。

(2) 食物殘留的份量和部位。

(3) 如果食物進入聲門，要說明原因和食物進入聲門的份量。

2. 吞嚥反應的時間（以秒來計算）：
   (1) 食物殘留的份量和部位。
   (2) 有多少食物進入聲門（約食糜團的百分比）。
   (3) 可利用低頭姿勢來防止食物進入聲門嗎？
   (4) 可利用不同的溫度、質感來刺激舌頭的敏感度嗎？
3. 咽喉期的吞嚥情形：
   (1) 食物殘留的份量和部位。
   (2) 有多少食物進入聲門（約食糜團的百分比）和原因。
   (3) 可利用不同的吞嚥技巧（例如用力吞、屏住呼吸再用力吞，或吞後馬上咳嗽……等）來防止食物進入聲門。
4. 食道期的情形：是否有食物逆流現象？
5. 建議事項：
   (1) 可以進口食或不可進口食。
   (2) 完全可進口食的條件：無食物進入聲門，咽喉吞嚥反應少於一秒。
   (3) 可以進一部分口食再加上輔助營養品。條件是：無食物進入聲門，咽喉吞嚥反應在一秒到五秒之間。
   (4) 完全禁口食條件爲——使用不同吞嚥技巧後，食物還是進入聲門或氣管者。吞嚥反應在六秒以上，甚至無吞嚥反應，咳嗽力量弱。認知能力差，不能聽懂指令者。
   (5) 可以進口食的食物類別、質感、食物的大小、進食的體位姿勢。
   (6) 會診其他醫生。腸胃科醫生（胃反流）、耳鼻喉科醫生（聲門麻痺，不能閉合）。
   (7) 吞嚥治療的目標、方針和療程。

（五）吞鋇吞嚥檢查報告

吞鋇吞嚥評估檢查報告		
檢查日期：	☐ 確認病患身分	吞嚥檢查時間：
☐ 確認醫師處方　轉介吞嚥檢查的原因： 診斷：　　語言治療診斷： 入院日期：　　手術日期： 特殊注意事項或隔離警告：		
病史：		
吞嚥困難的病史：		
精神狀況：☐神智清醒／☐其他：		
病患／家屬訪談（有關病患吞嚥困難治療和家屬的意願）：		
病患的行為與臨床檢查紀錄：		
病患對治療的期望：		
病患目前的飲食狀況：		

臨床吞嚥評估紀錄

食物質地	劑量	次數	抽吸現象	濁水聲	進食方式／吞嚥方法
☐ 碎冰塊			是　否	是　否	
☐ 液體			是　否	是　否	
☐ 增稠液體			是　否	是　否	
☐ 半固體食物			是　否	是　否	
☐ 剁碎的食物			是　否	是　否	
☐ 固體食物			是　否	是　否	

咳嗽：☐ 否 ☐ 是：何時 ☐ 吞嚥前 ☐ 吞嚥時 ☐ 吞嚥後

抽吸的高危險群：☐ 否 ☐ 是

註：劑量可用ml或cc代表。

臨床評估檢查

口腔期吞嚥功能：

咽喉期吞嚥功能：

整體功能評估	目前狀況	短期治療目標 日期	長期治療目標 日期
口腔運作功能			
聲門緊閉功能			
呼吸功能狀況			
飲食狀況			

<table>
<tr><td colspan="3">影響吞嚥安全與妨礙吞嚥功能的因素</td></tr>
<tr><td colspan="2">□ 口腔運作功能不佳
□ 呼吸功能不佳</td><td>□ 聲門緊閉功能不佳
□ 無法順利吞嚥固體／液體食物</td></tr>
<tr><td colspan="3">吞嚥治療建議</td></tr>
<tr><td colspan="2">□ 禁口食
□ 口食／推薦食物的質地
□ 營養師諮商
□ 吞鋇吞嚥檢查
□ 吞嚥治療
□ 其他：</td><td>□飲食安全協助程度
□一對一協助
□緊密觀察（Close Supervision）</td></tr>
<tr><td colspan="3">吞嚥治療計畫</td></tr>
<tr><td colspan="2">□ 口腔運動治療
□ 聲門緊閉運動
□ 咽喉上提運動
□ 特別吞嚥方法</td><td>□ 深部咽喉神經刺激治療
□ 電刺激治療
□ 病患與家屬衛教訓練
□ 其他：</td></tr>
<tr><td colspan="2">治療時間：</td><td>處方簽到期時間：</td></tr>
<tr><td colspan="3">□ 與病患／家屬討論治療的目的以及病患對吞嚥治療的期待。
□ 與病患／家屬討論接受治療與否的利弊得失。
□ 其他：
復健潛力：□ 很好 □ 中庸 □ 勉強 □ 很差</td></tr>
<tr><td>治療師姓名</td><td>治療師簽名</td><td>日期</td></tr>
<tr><td>醫師姓名</td><td>醫師簽名</td><td>日期</td></tr>
</table>

第2篇

成人吞嚥困難治療篇

第 3 章

一般吞嚥治療方法

一、吞嚥治療方針

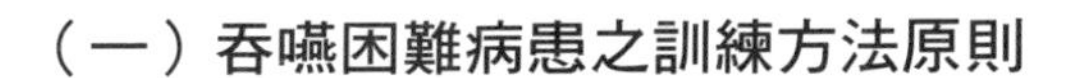

（一）吞嚥困難病患之訓練方法原則

1. 病患口腔需隨時保持清潔。
2. 患者身旁需有醫護人員指導，並請病患吞嚥時必須專心。
3. 病患出現嗆咳現象，指導病患彎腰或低頭咳嗽，以利有效清除在聲門上的殘留物。

（二）依病患吞嚥困難之原因，選擇適當的訓練方法

1. 間接療法：
   (1) 利用各種口腔肌肉運動以促進吞嚥肌群之肌肉活動度、協調性、肌張力，以增加口腔肌肉控制食糜團的能力。
   (2) 利用冰塊或冷凍檸檬棒刺激前咽門弓（Faucial Arch），提高吞嚥反射之敏感度及反射速度。
2. 直接療法：
   (1) 改變食物的濃稠度、份量。

(2) 選擇適當的身體姿勢和吞嚥技巧，促進進食安全。

(3) 應用進食輔具或假牙，促進安全的吞嚥活動。

二、吞嚥要領

通常吞嚥病患可透過恰當的吞嚥要領，來有效及時改善並減輕吞嚥困難的問題。一般實用吞嚥要領如下：

1. 飲食時要坐直九十度。
2. 控制飲食速度，一口一口慢慢吃。
3. 飲食前食用碎冰塊刺激吞嚥，讓口腔有適度的濕潤度。
4. 小口的吃與喝。
5. 吃飯時不要說話。
6. 注意並清除聚集在口腔左邊／右邊的食物。
7. 吞嚥時頭要向左／右轉。
8. 每一口食物吞兩次。
9. 用湯匙喝流質食物，勿用吸管。
10. 進食時，交替食用固體和流質食物。
11. 吞嚥每三至五次，清一清喉嚨。
12. 吞嚥後，聽自己的聲音，若聲音混濁或帶水聲，要咳嗽清一清喉嚨，將在聲門上的殘留物咳出來。
13. 飯後要靜坐三十分鐘後再躺下或活動，以防止胃逆流。
14. 將藥片磨碎與半固體食物混合，用湯匙餵食。

治療師亦可將吞嚥要領與吞嚥治療的推薦事項合併成吞嚥注意事項，

作爲供病患與家屬衛生教育的簡章。在臨床吞嚥檢查完成後，可將吞嚥注意事項張貼在病房，提供醫護人員以及病患和家屬的參考資訊。

吞嚥注意事項衛教單：

吞嚥注意事項

病患姓名：　　　　病房號碼：　　　　診斷日期：
食物軟硬度：　　　　流質濃度：

所有的醫護人員與家屬應協助病患遵守以下事項

(　) 飲食時要坐直九十度。
(　) 控制飲食速度，一口一口慢慢吃。
(　) 飲食前食用碎冰塊刺激吞嚥。
(　) 小口的吃與喝。
(　) 吃飯時不要說話。
(　) 注意並清除聚集在口腔左邊／右邊的食物。
(　) 吞嚥時頭要向左／右轉。
(　) 每一口食物吞兩次。
(　) 用湯匙喝流質食物，勿用吸管。
(　) 進食時，交替食用固體和流質食物。
(　) 吞嚥每三至五次，清一清喉嚨。
(　) 吞嚥後，聽自己的聲音，若聲音混濁或帶水聲，要咳嗽清一清喉嚨，將在聲門上的殘留物咳出來。
(　) 飯後要靜坐三十分鐘後再躺下或活動，以防止胃逆流。
(　) 將藥片磨碎與半固體食物混合，用湯匙餵食。
(　) 病患神志清醒時才予以餵食。

附註：

語言治療師

樣本：

吞嚥注意事項

病患姓名：李先生　　病房號碼：5413　　診斷日期：9/20/2007
食物軟硬度：半固體食物　　流質濃度：增稠液體

所有的醫護人員與家屬應協助病患遵守以下事項

(X) 飲食時要坐直90度。
(X) 控制飲食速度，一口一口慢慢吃。
(　) 飲食前食用碎冰塊刺激吞嚥。
(X) 小口的吃與喝。
(X) 吃飯時不要說話。
(X) 注意並清除聚集在口腔左邊／右邊的食物。
(　) 吞嚥時頭要向左／右轉。
(X) 每一口食物吞兩次。
(　) 用湯匙喝流質食物，勿用吸管。
(X) 進食時，交替食用固體和流質食物。
(X) 吞嚥每三至五次，清一清喉嚨。
(X) 吞嚥後，聽自己的聲音，若聲音混濁或帶水聲，要咳嗽清一清喉嚨，將在聲門上的殘留物咳出來。
(X) 飯後要靜坐三十分鐘後再躺下或活動，以防止胃逆流。
(X) 將藥片磨碎與半固體食物混合，用湯匙餵食。
(X) 病患神志清醒時才予以餵食。

附註：

劉欣怡　MA.CCC-SLP
語言治療師

三、常見口腔運動治療介紹

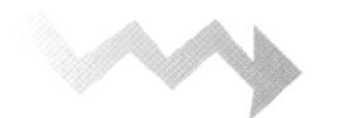

1. 臉部按摩。
2. 嘴唇運動。
3. 下巴（下頷）運動。
4. 舌頭運動。
5. 呼吸運動。
6. 聲門緊閉運動。
7. 頭頸部肌肉放鬆運動。
8. 口腔運動器材。

（一）臉部按摩

1. 目的：增加臉部的對稱和感覺。
2. 要領：要用手支撐下頷以固定頭部位置，每項按摩運動每天最少要做三回，每回要按摩十次。
3. 器材：手套。

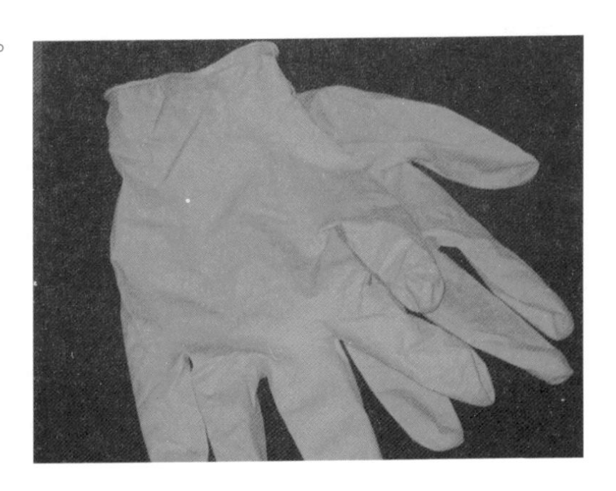

4. 各項運動簡介：

(1) 面頰按摩：戴上手套，使用右手的大姆指按住左邊面頰骨，將左手食指放入病患左邊的口腔，與左手的大姆指從面頰外側將面部肌肉拉住，從面頰骨朝嘴角方向往下拉，拉到嘴角時停頓五秒鐘。反覆十次按摩之後，換邊做。

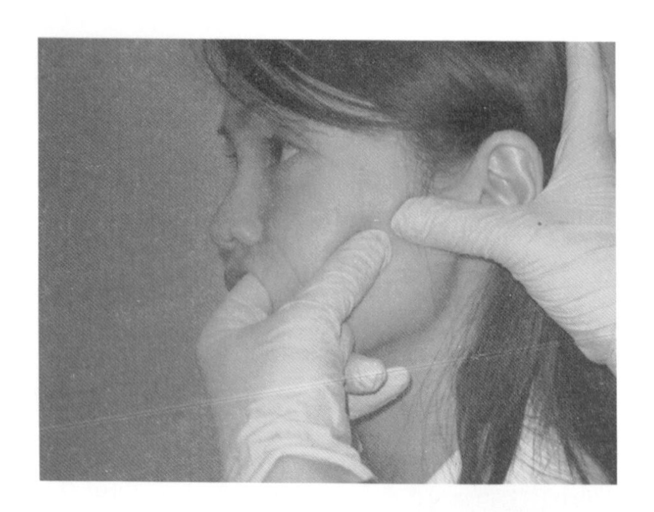

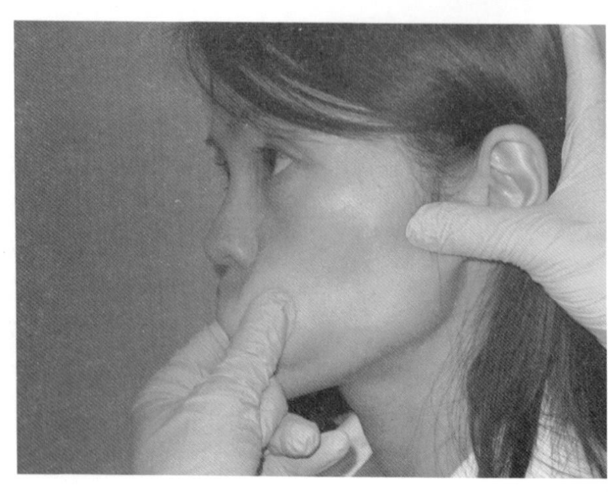

(2) 上唇按摩：戴上手套，使用大姆指和食指按住上唇肌肉，由上往下拉，並由左而右均勻的按摩上唇肌肉。反覆十次。

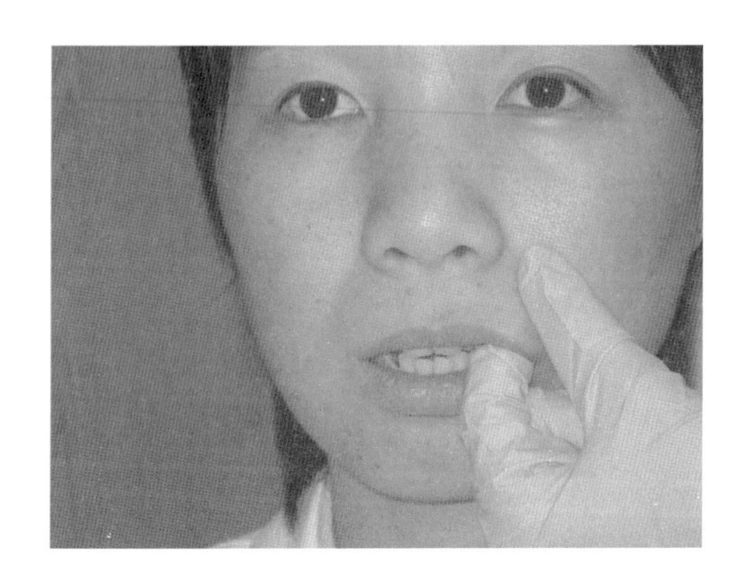

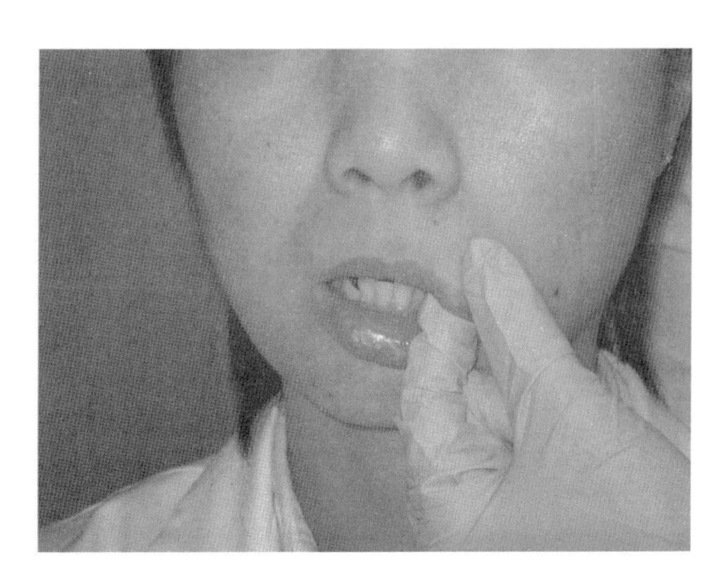

(3) 下唇按摩：戴上手套，使用大姆指和食指按住下唇肌肉，由下往上拉，並由左而右均勻的按摩下唇肌肉。反覆十次。

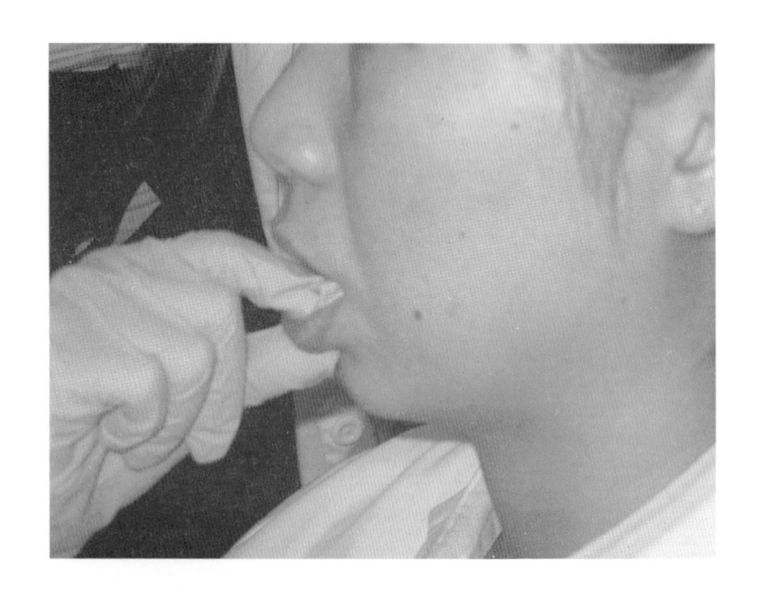

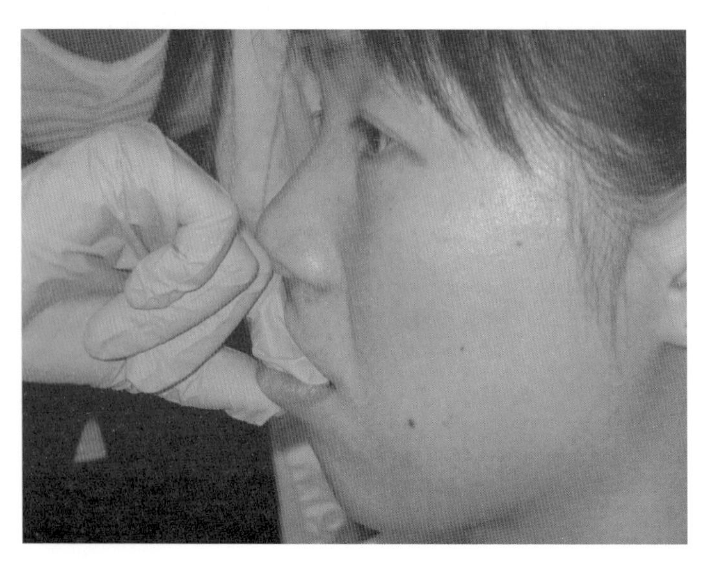

（二）嘴唇運動

1. 目的：增加雙唇力量，增進雙唇閉合並減少流口水現象，盡量用力抿住雙唇，保持緊閉姿勢五秒鐘。反覆練習十次。
2. 要領：要用手支撐下頷以固定頭部位置，每項嘴唇運動每天最少要做三回，每回要重複十次。
3. 器材：主要使用器材爲手套、海棉棒、吸管、繫上牙線的大鈕扣、壓舌板、在兩端加上銅板的壓舌板、哨子。

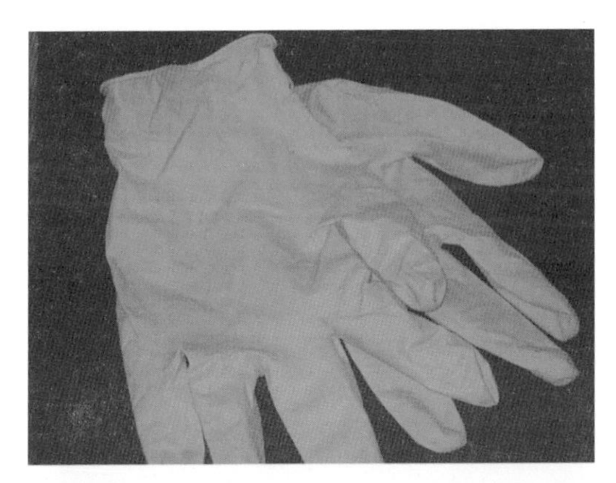

手套

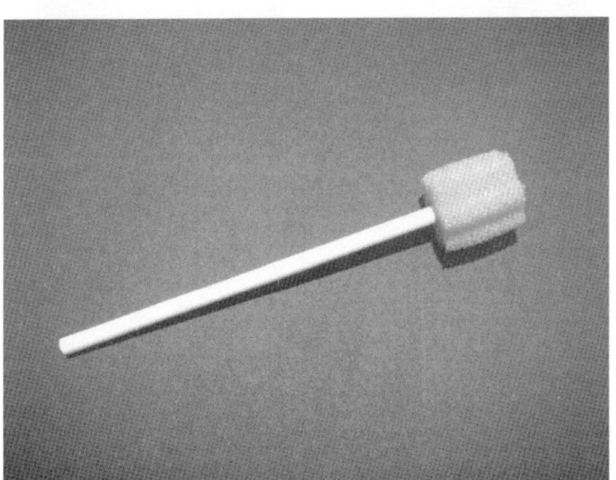

海綿棒

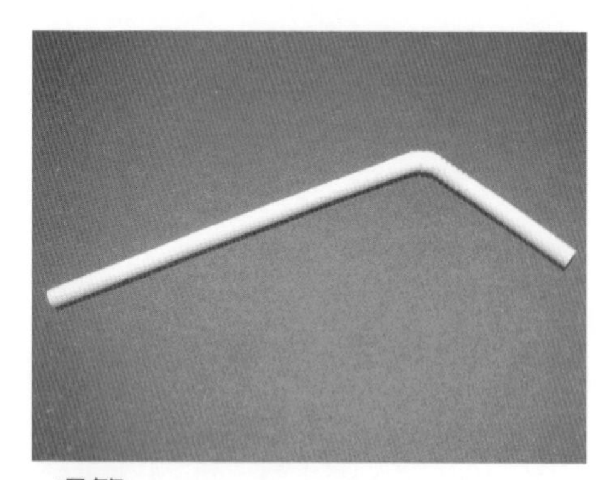
吸管

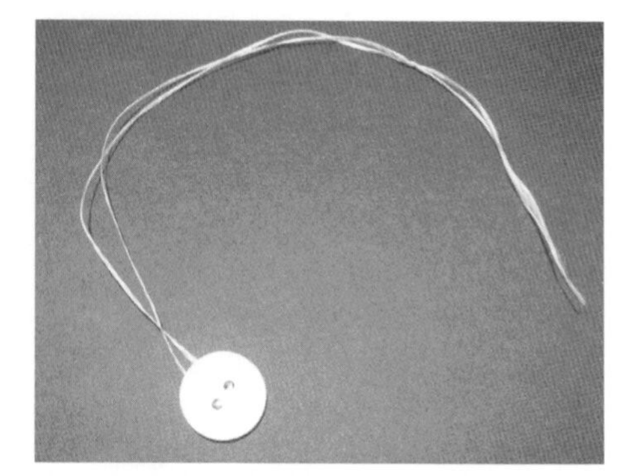
繫上牙線的大鈕扣

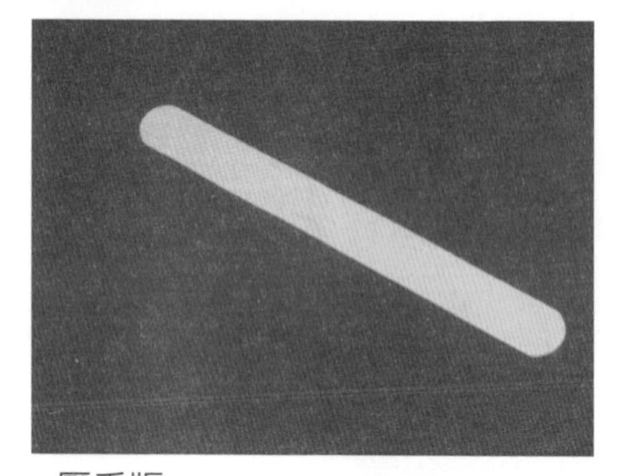
壓舌版

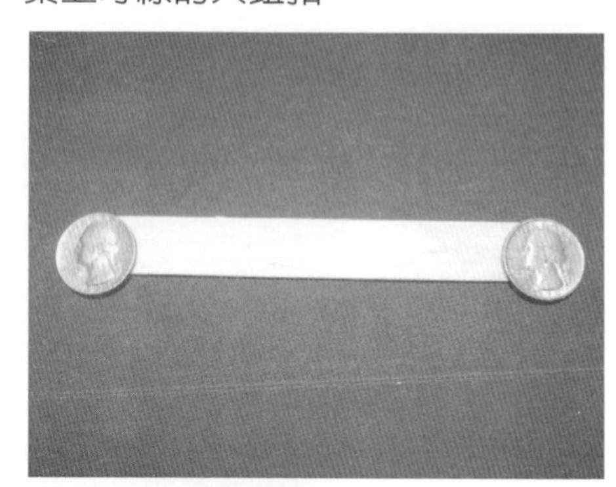
壓舌板兩端加銅板

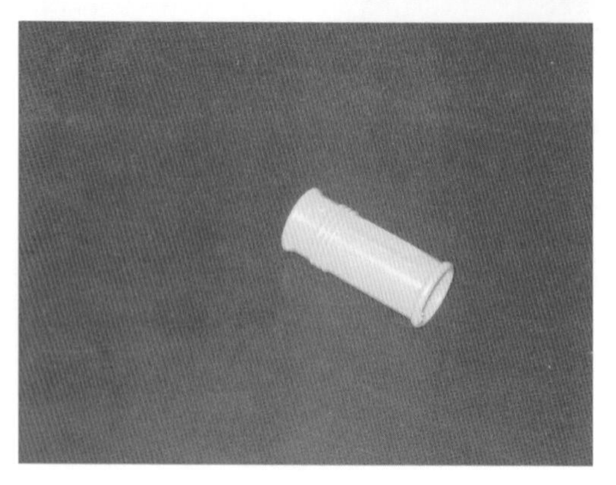
哨子

4. 各項運動簡介：

(1) 雙唇緊閉運動：將雙唇噘起像吹氣球般的姿勢，嘴巴嘟的愈緊愈好，每次練習五秒鐘。反覆練習十次。

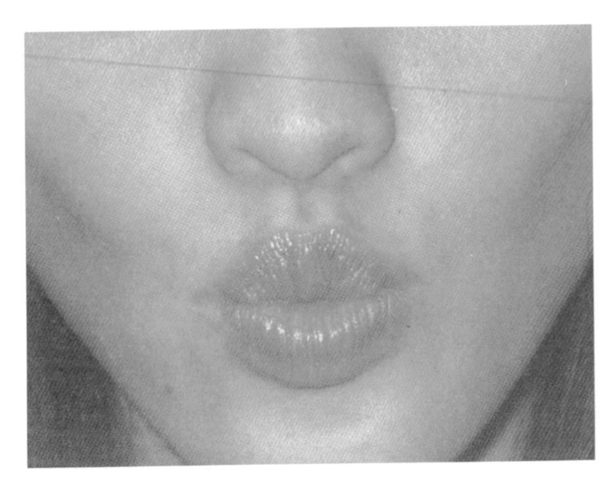

(2) 雙唇伸展運動：將左、右嘴角用力往上提高，如同大笑般的姿勢，保持同一姿勢五秒鐘，反覆練習十次。

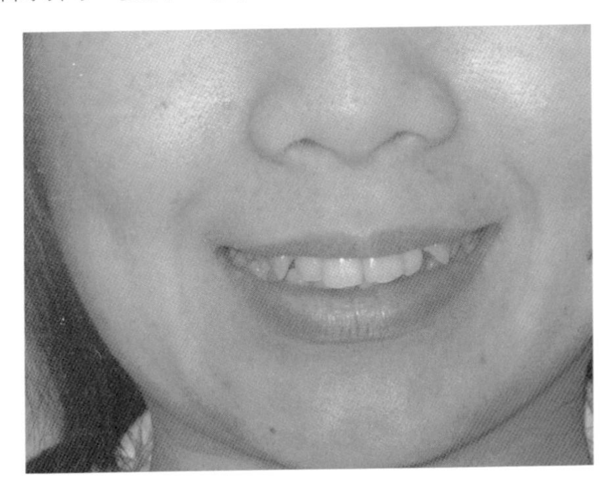

(3) 雙唇緊閉與伸展交替運動：先做噘嘴練習，再用力將兩嘴角往上提高，輪替此兩種動作十次，動作愈誇張愈好。

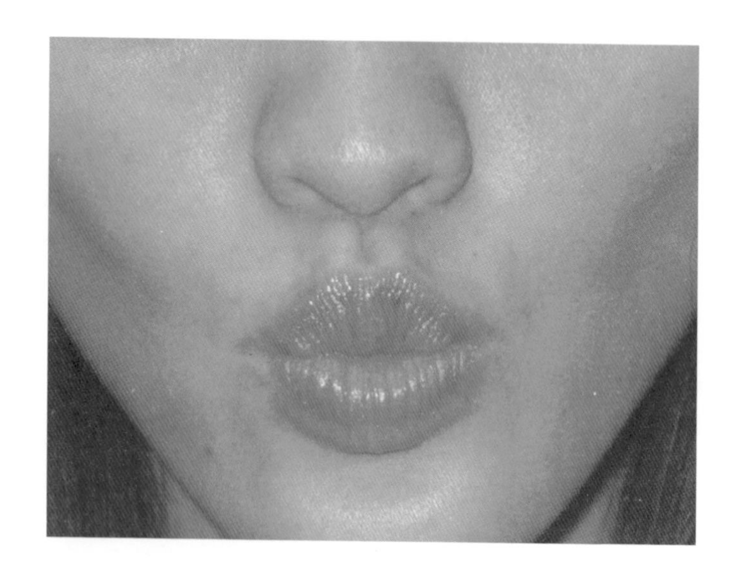

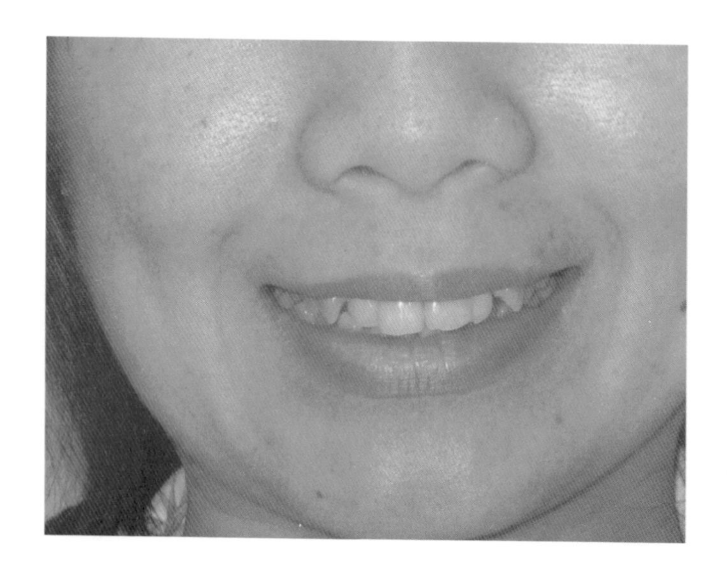

(4) 海綿棒運動：用小舌棒先輕碰上唇，再碰觸下唇，然後要求病患將嘴巴閉上。如果病患無法順利閉上嘴巴，使用你的大拇指和食指幫助病患嘴唇閉合。反覆十次。

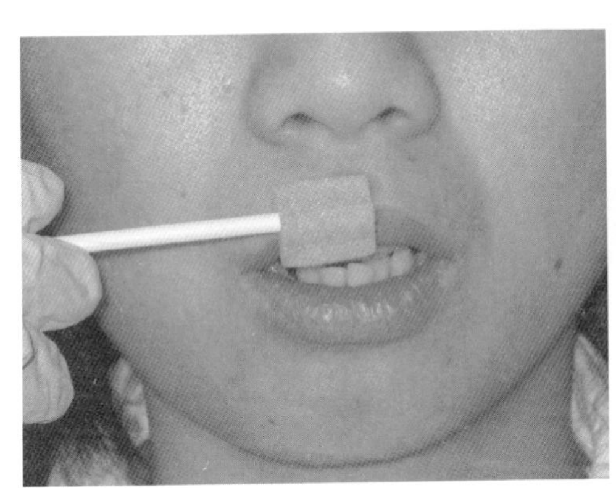

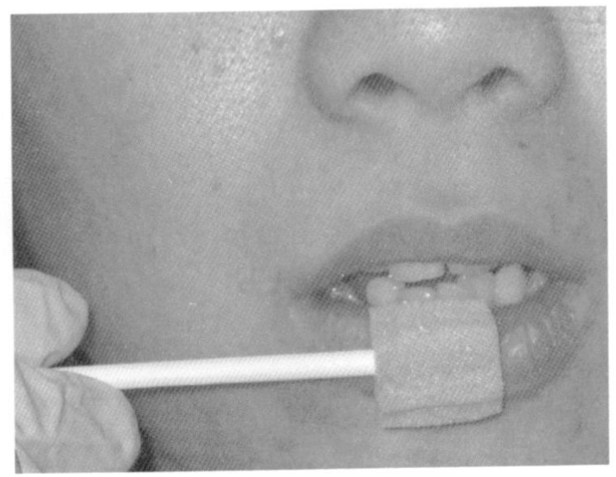

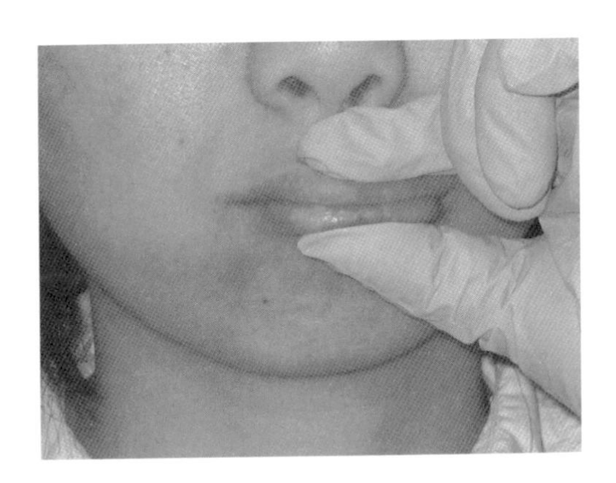

(5) 嘴唇震動運動：將手放在雙唇上，要求病患發出「哇哇哇的聲音」，並同時用手輕拍病患雙唇，以增加雙唇的感覺。

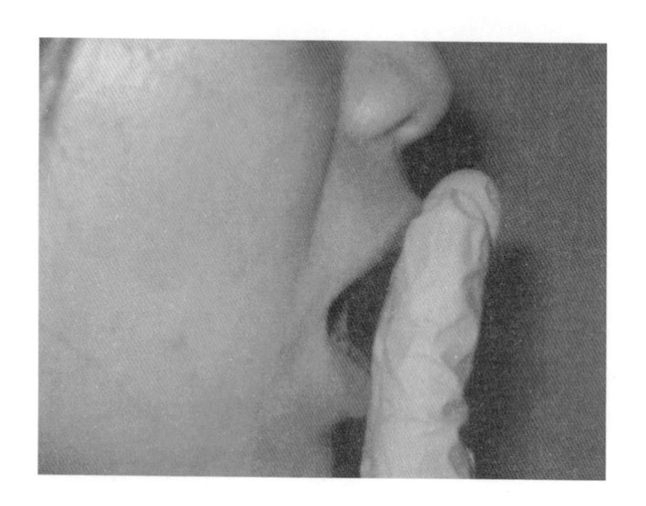

(6) 嘴唇抗阻運動——海綿棒或毛巾：要求病患張口，將海棉棒或毛巾放入雙唇中，要病患緊閉雙唇抵抗海棉棒抽出。

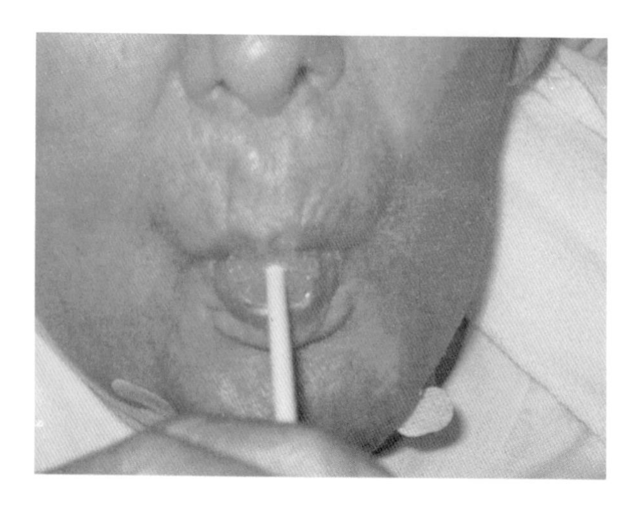

(7) 嘴唇抗阻運動——大鈕扣：將大鈕扣穿牙線後放入病患雙唇之中，要病患緊閉雙唇抵抗大鈕扣抽出。

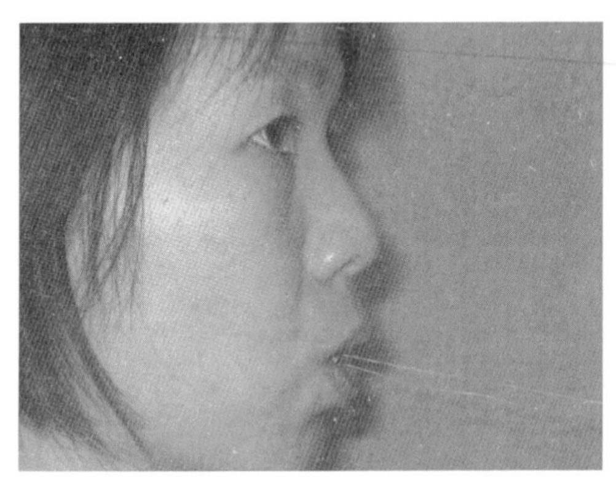

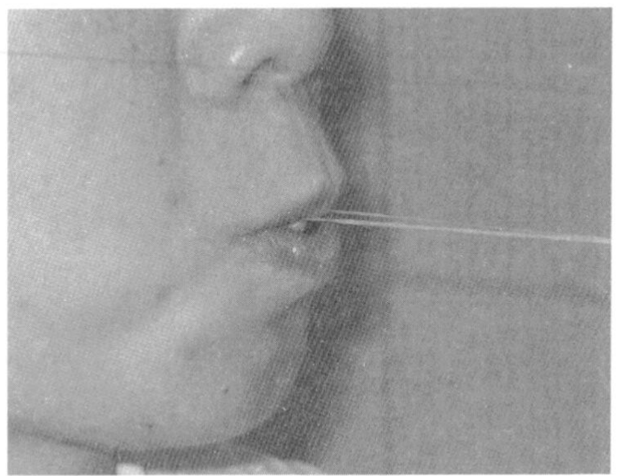

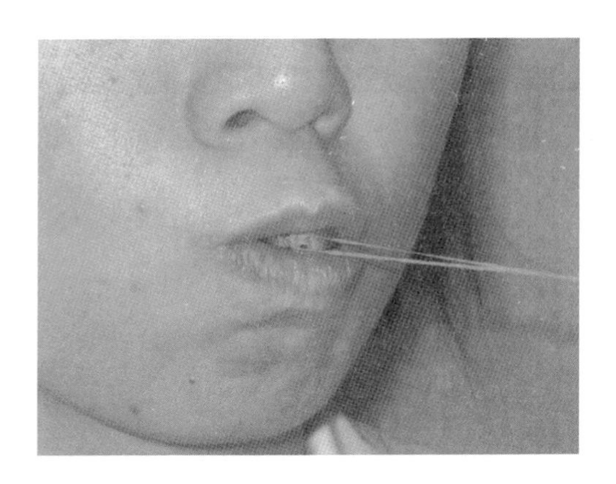

(8) 壓舌板舉重運動：壓舌板兩旁可放數個銅板增加重量，將壓舌板橫放入病患雙唇中，要病患緊閉雙唇抵抗壓舌板抽出。

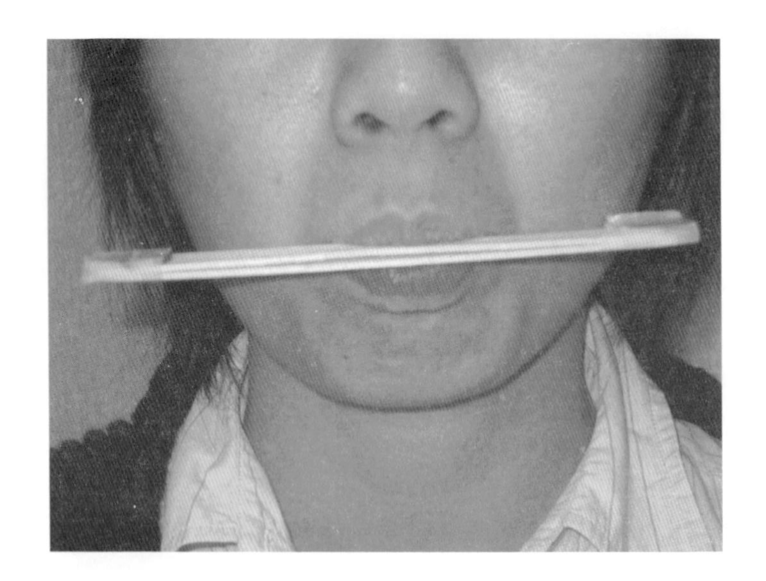

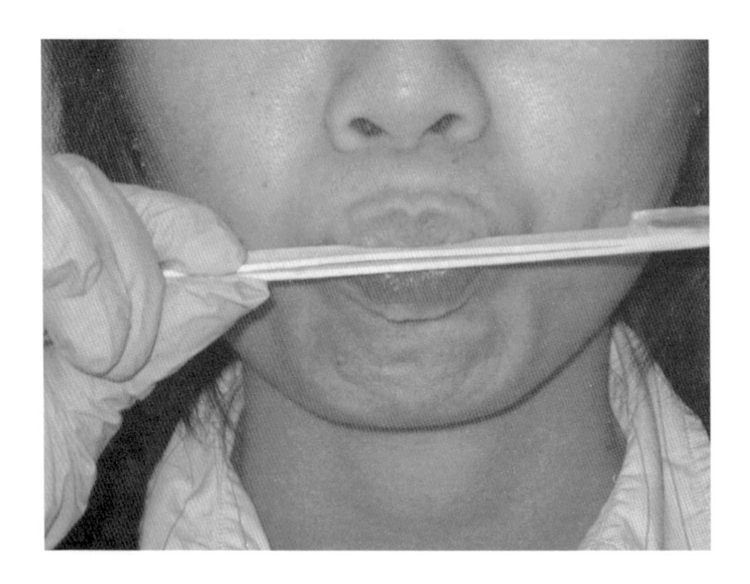

(9) 吸管運動：要求病患用雙唇含住吸管，可要求病患用吸管吸豆子，以增加難度。

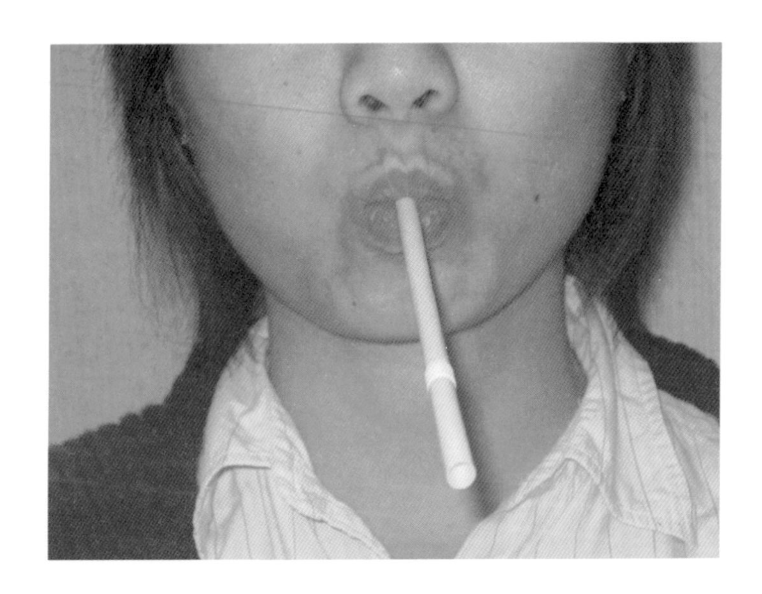

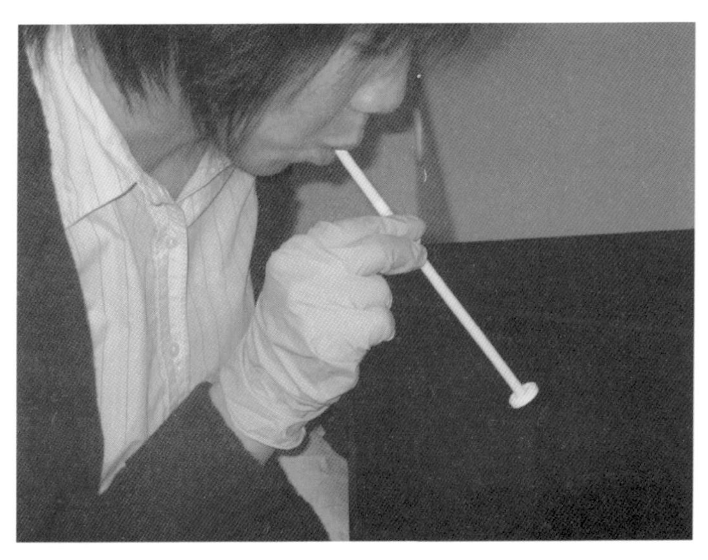

(10) 吹哨子或party horn運動：要求病患用雙唇含住哨子或party horn，並用力吹。

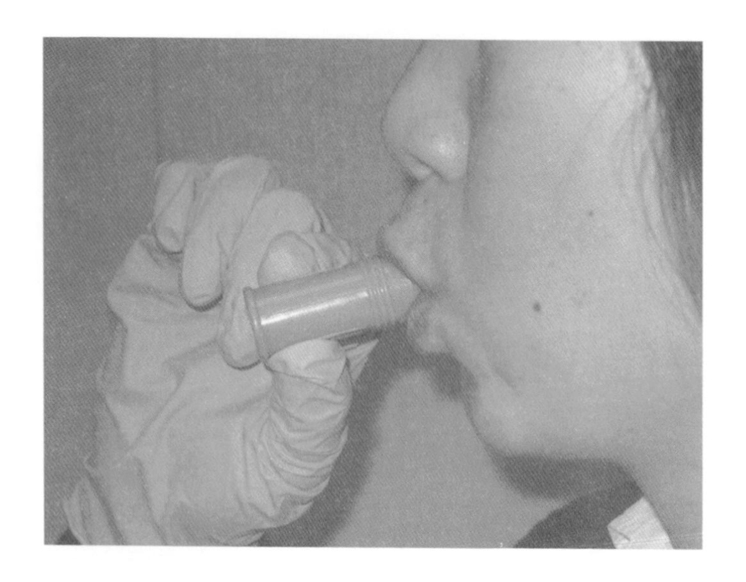

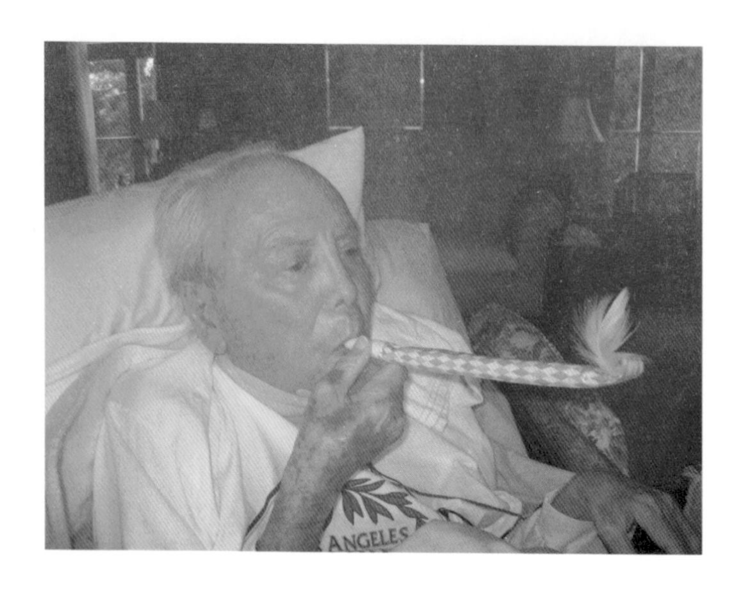

（三）下巴（下頜）運動

1. 目的：增加下頜的力量和穩定性。
2. 要領：要用手支撐後腦以固定頭部位置，每項下頜運動每天最少要做三回，每回要重複十次。
3. 器材：主要使用器材為手套、壓舌板或海棉棒。

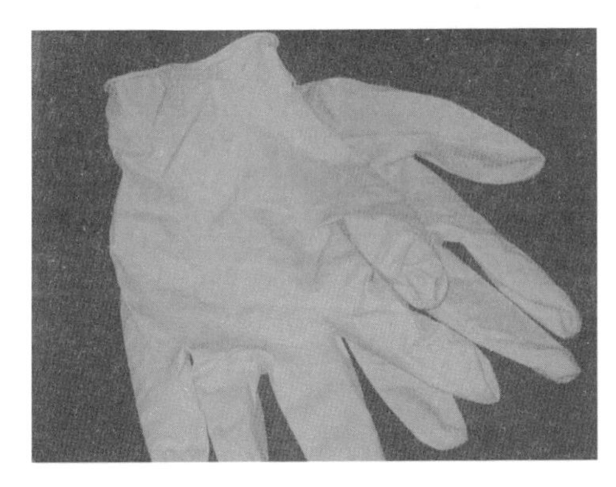

手套

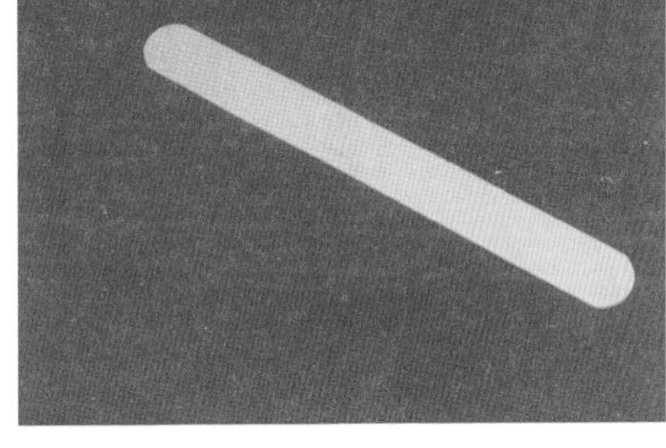

壓舌板

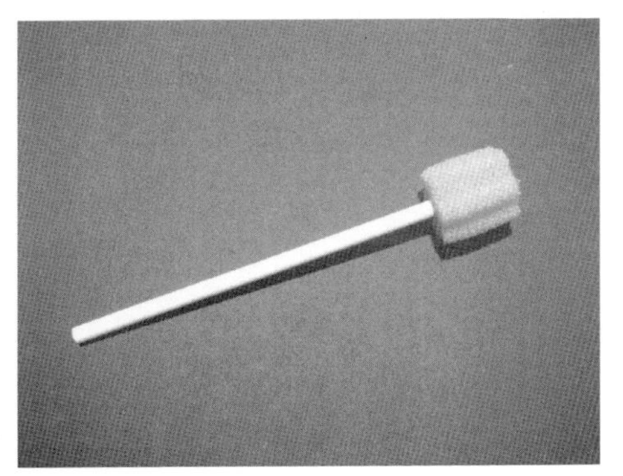

海棉棒

4. 各項運動簡介：

(1) 下頷張合運動：盡量將嘴巴張開、張圓，停五秒鐘，再用力將嘴巴合攏。反覆練習十次。

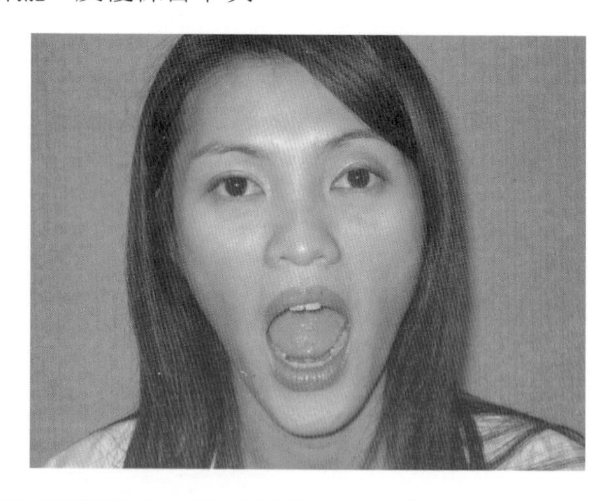

(2) 下頷抗阻運動一：用手抵住病患下頷並用力將病患的嘴合上，同時要求病患用力張開嘴，持續五秒鐘後休息。反覆練習十次。

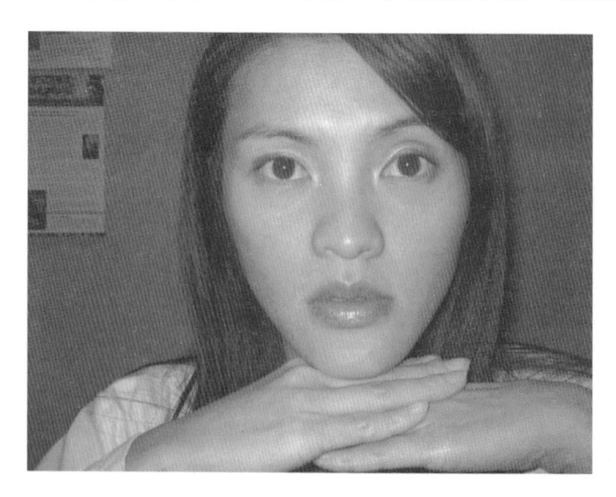

(3) 下頜抗阻運動二：用手抵住病患下頜，要求病患的嘴張開，同時要求病患用力張開，持續五秒鐘後休息。反覆練習十次。

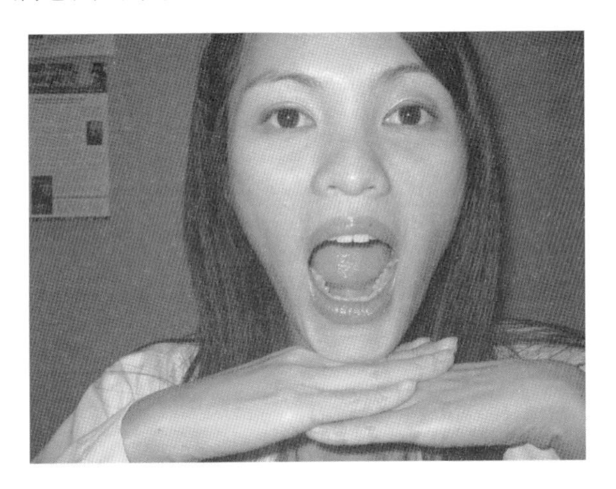

(4) 下頜抗阻運動三：將海綿棒或壓舌板放在左邊臼齒，要求病患咬緊海棉棒，抗抵不要讓治療師將海綿棒或壓舌板抽出，持續五秒鐘後休息。反覆練習十次，換邊再反覆練習十次。

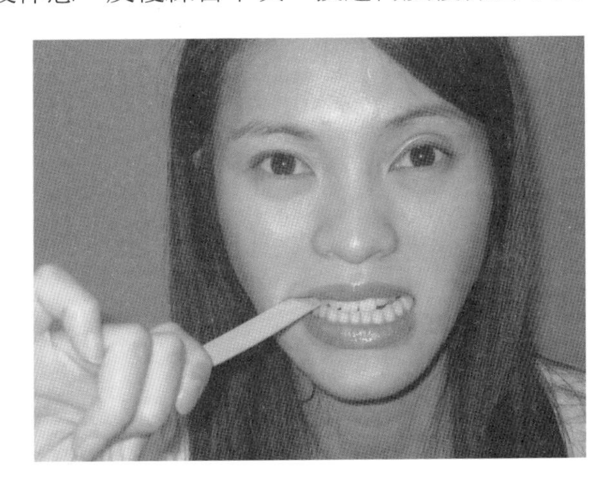

（四）舌頭運動

1. 目的：增加舌頭力量、肌張力和協調性。
2. 要點：要用手支撐下頷以固定頭部位置，每項舌頭運動每天最少要做三回。每回要重複十次。
3. 器材：主要使用器材爲手套、海棉棒、壓舌板和紗布。

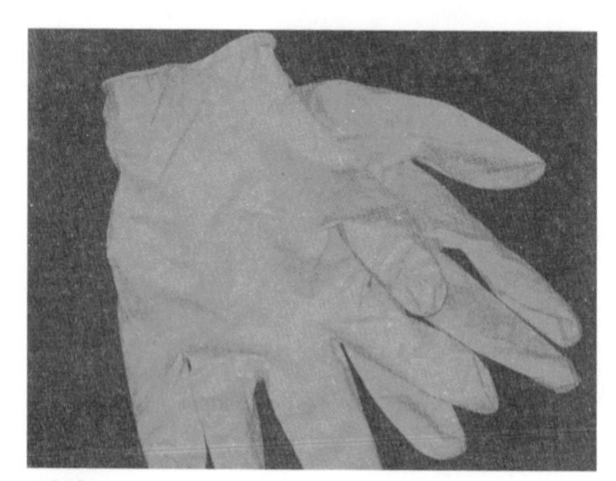

手套

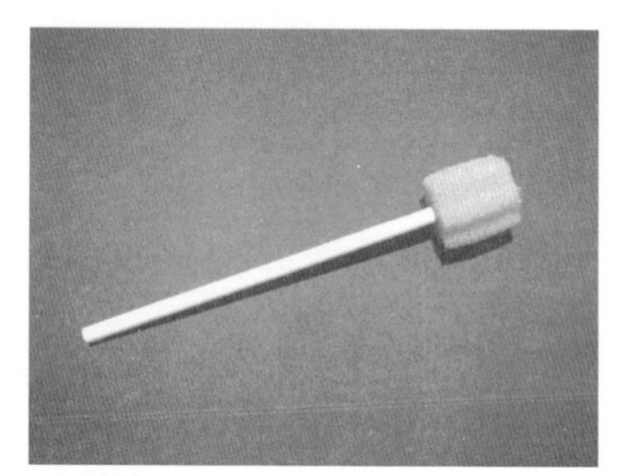

海棉棒

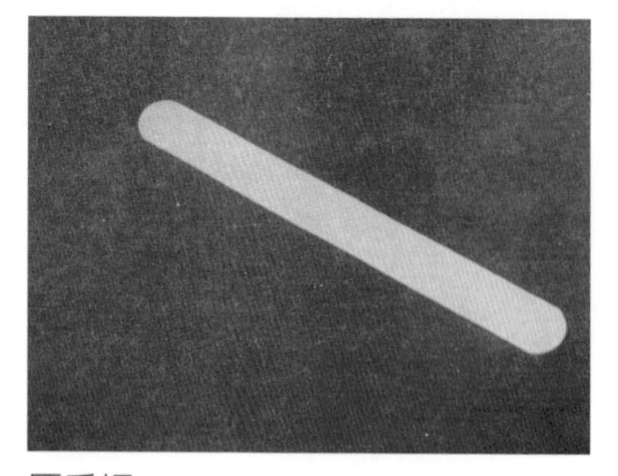

壓舌板

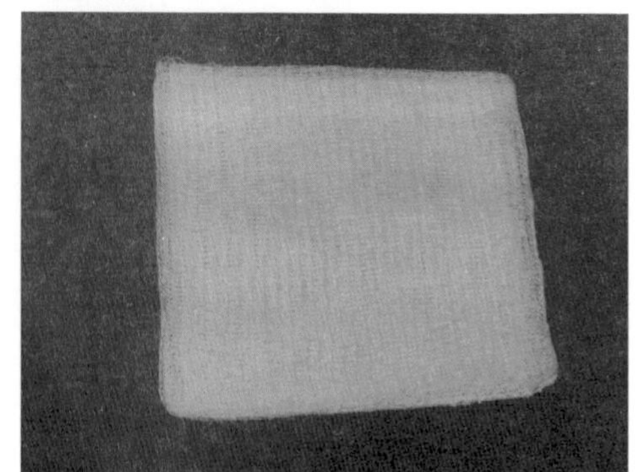

4x6砂布

4. 各項舌頭運動簡介：

(1) 舌頭伸展運動一：盡量將舌頭伸出嘴巴，然後縮回。反覆練習十次。

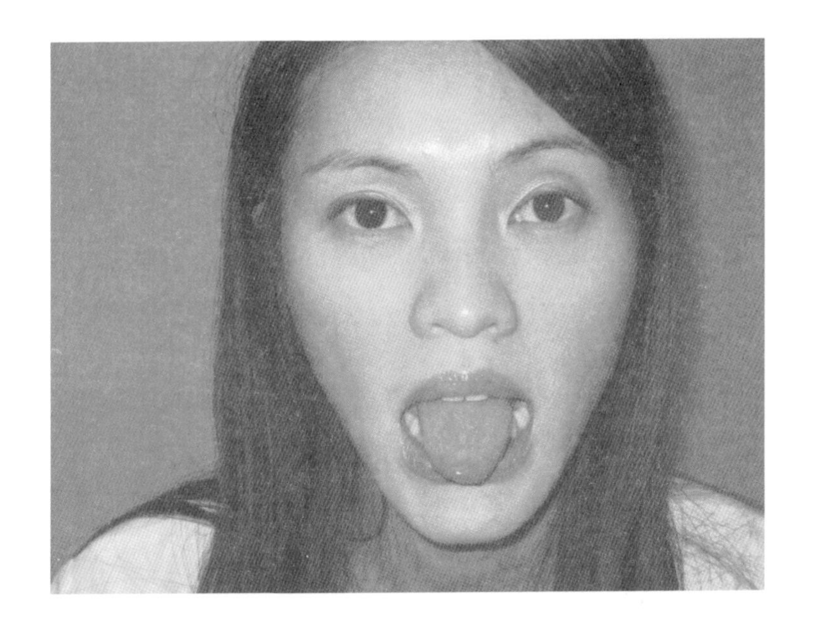

(2) 舌頭伸展運動二：將舌頭往右嘴角伸出，伸的愈遠愈好，然後轉往左嘴角伸出。舌頭左、右交替伸出動作，反覆練習十次。

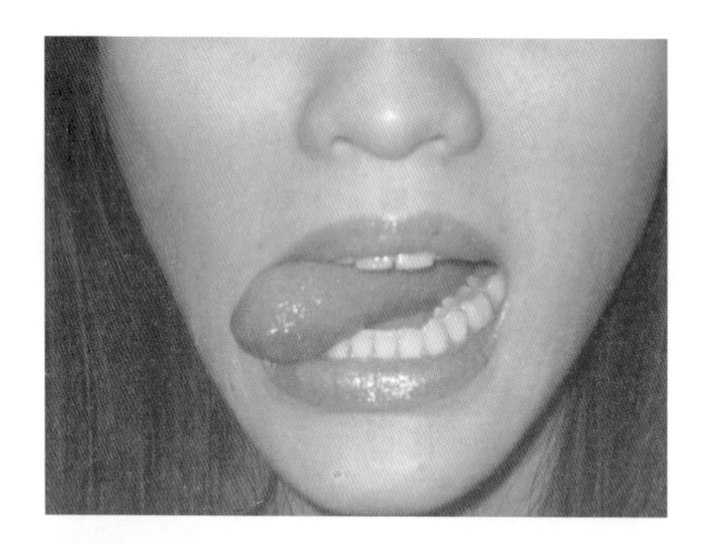

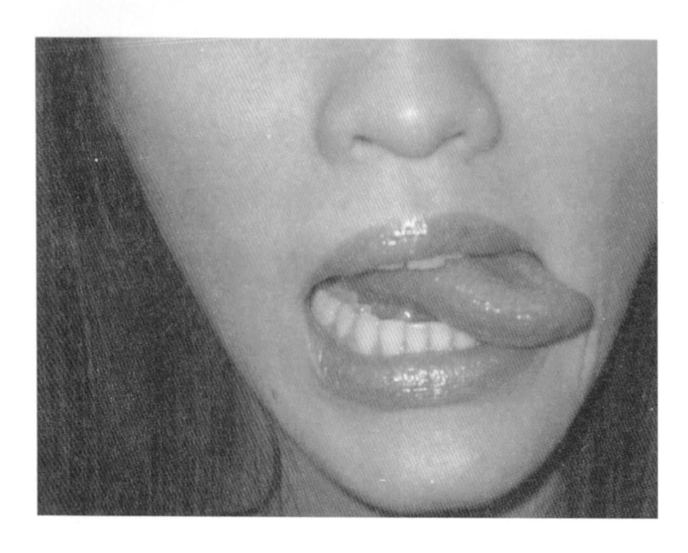

(3) 舌頭伸展運動三：嘴巴稍微張開，用舌頭沿著嘴唇四周繞一圈。反覆練習十次。

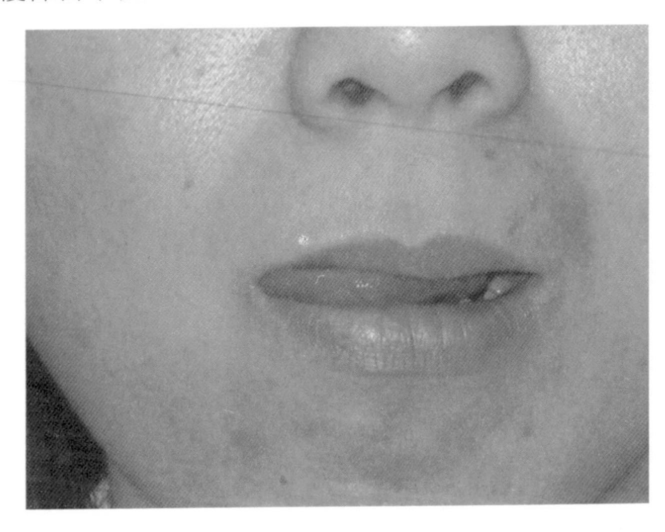

(4) 舌頭伸展運動四：嘴巴用力張開，以舌頭沿著嘴唇四周繞一圈。反覆練習十次。

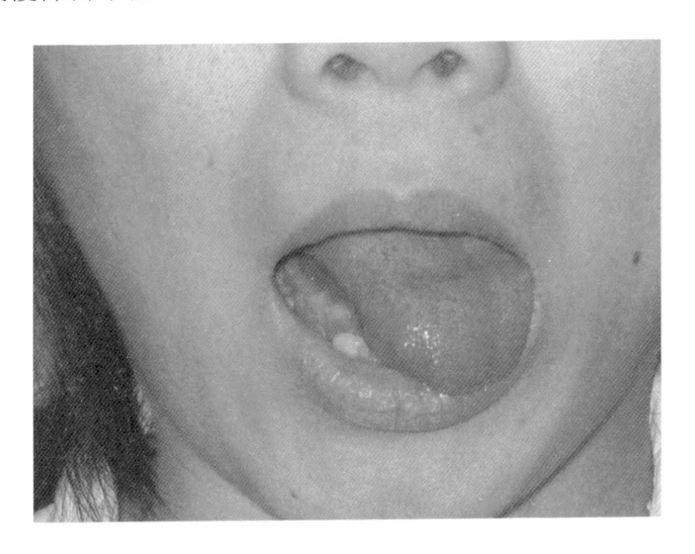

(5) 舌頭上提運動一：用舌頭推上排門牙的後面，用力頂住十秒鐘。反覆練習十次。

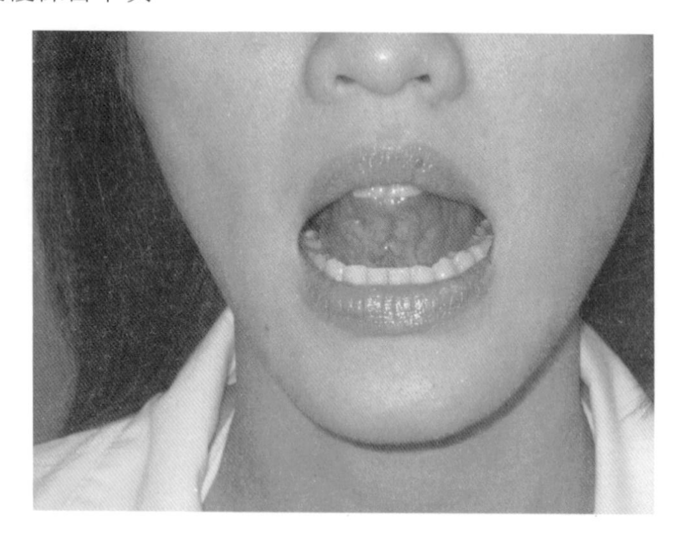

(6) 舌頭上提運動二：用舌頭碰觸硬顎發出「他他他」的聲音。

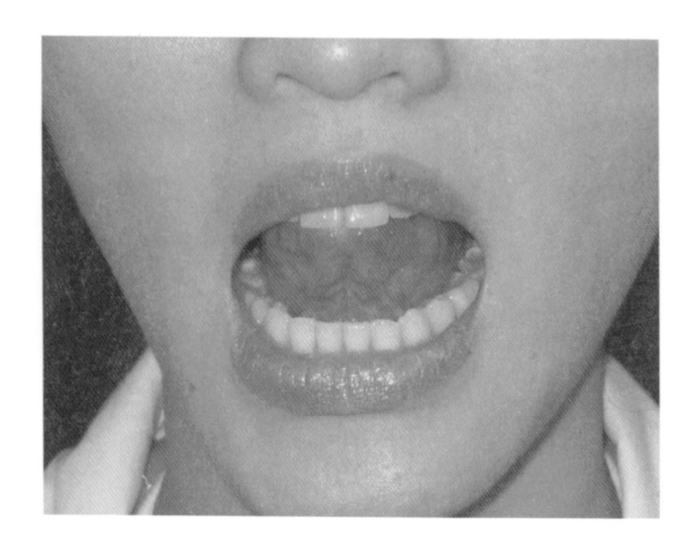

(7) 舌頭上下運動：用舌頭先推上排門牙的後面，再推下排門牙的後面。舌頭上下交替運動，反覆練習十次。

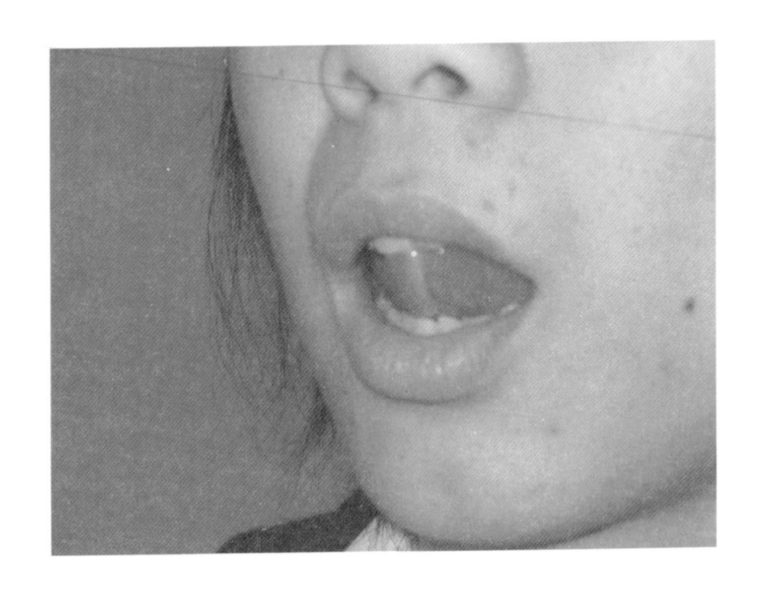

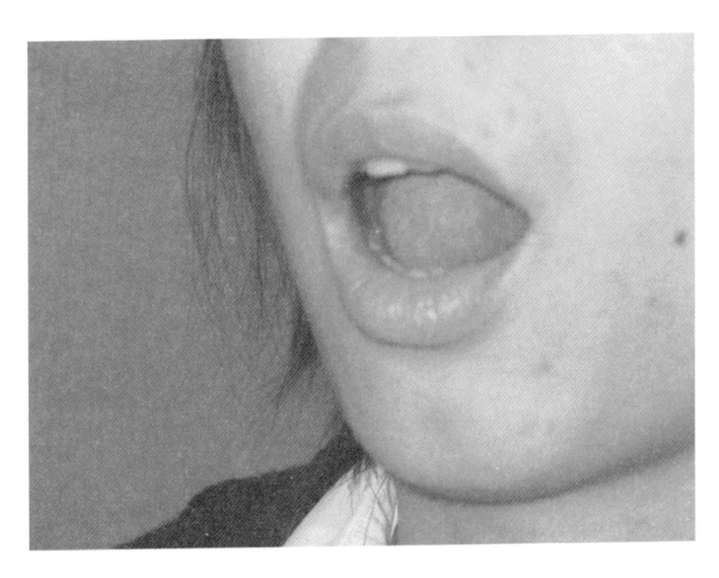

(8) 舌頭抗阻運動一：將一隻湯匙／壓舌板／海棉棒放在嘴巴前面，再以舌頭用力頂住湯匙／壓舌板／海棉棒。反覆練習十次。

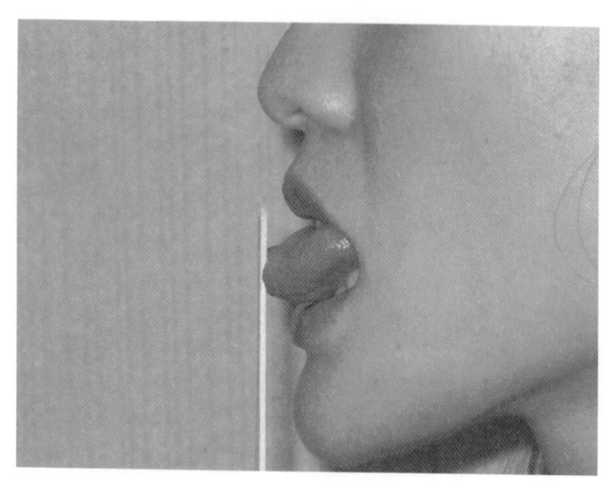

(9) 舌頭抗阻運動二：將一隻湯匙／壓舌板／海棉棒放在舌頭的側邊，再以舌頭用力頂住湯匙／壓舌板／海棉棒。反覆練習十次後，換邊反覆抵壓。

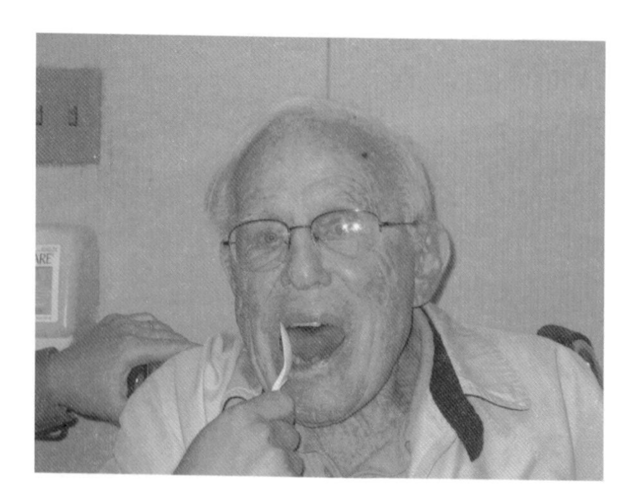

(10) 包舌運動：用沾濕的紗布或毛巾包住舌尖，將舌尖定位。要求病患將舌頭往後縮，反覆收縮三次後，放手讓舌頭自然往後用力縮，可增加舌根的力量。反覆練習十次。

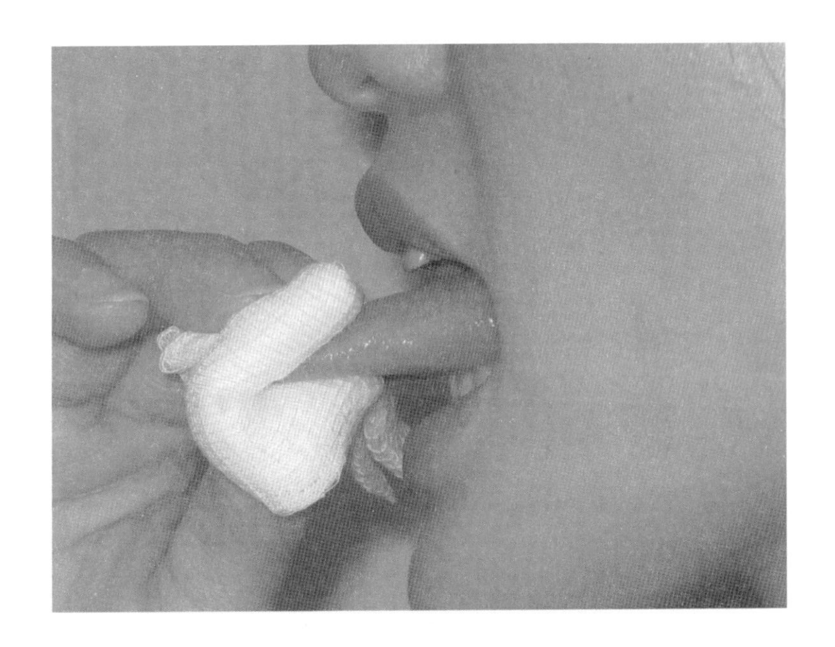

（五）呼吸運動

1. 目的：增進肺活量與呼吸和吞嚥的協調度。
2. 要領：身體要坐直，每項呼吸運動每天最少要做三回。每回要重複十次。
3. 器材：泡泡、肺活量測定器（Spirameter）。

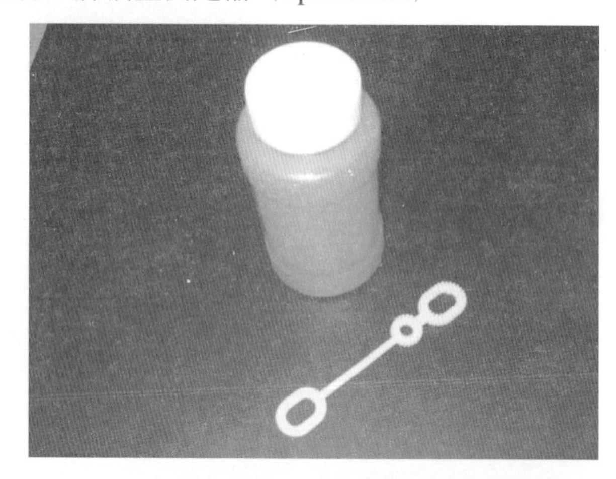

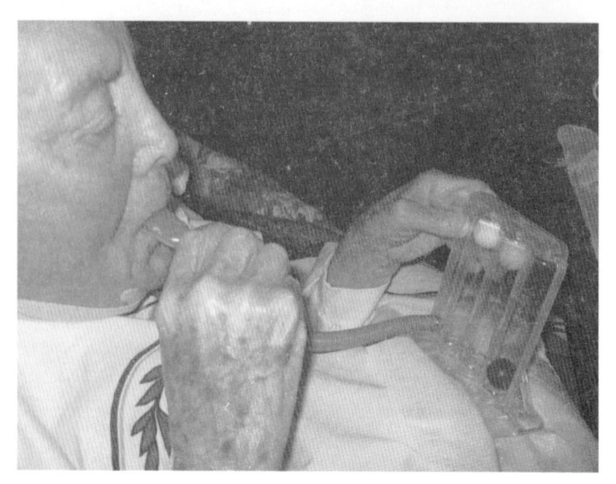

4. 各項運動簡介

(1) 呼吸協調運動：雙手輕輕往上抬，同時做深呼吸，然後將雙手慢慢放下，同時慢慢吐氣，至少六秒鐘，重複十次。

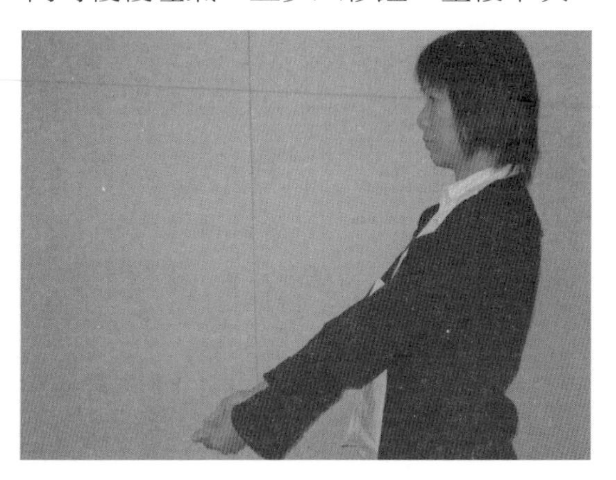

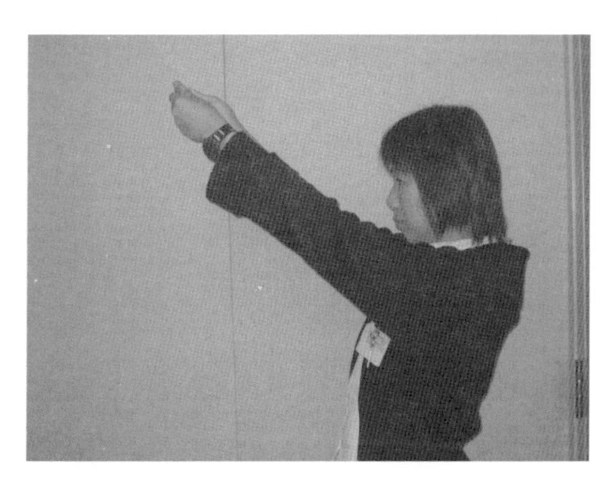

(2) 發聲練習：先做深呼吸，然後在慢慢吐氣的同時說「啊」，至少要延續六秒鍾。

(3) 憋氣運動：先做深呼吸，然後緊閉嘴巴，停止呼吸三秒鐘再慢慢吐氣。

(4) 吹泡泡練習：用吸管一次吹一個大泡泡（因為泡泡的大小可反應病患控制呼吸流量的能力）。

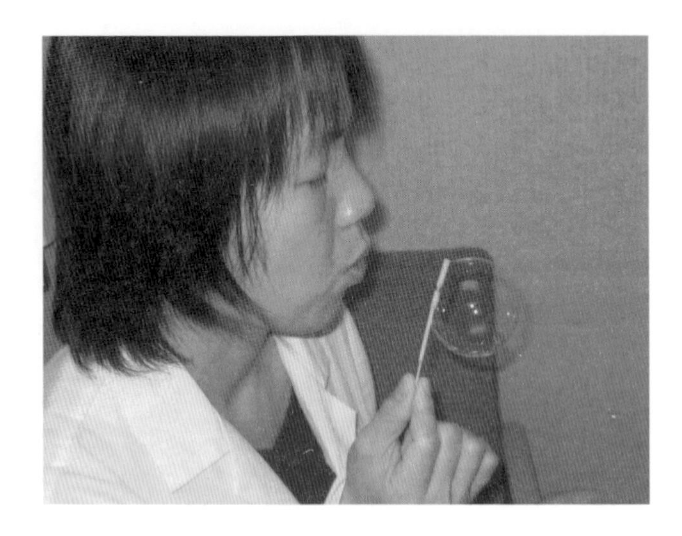

(5) 肺活量測定器（Spirameter）

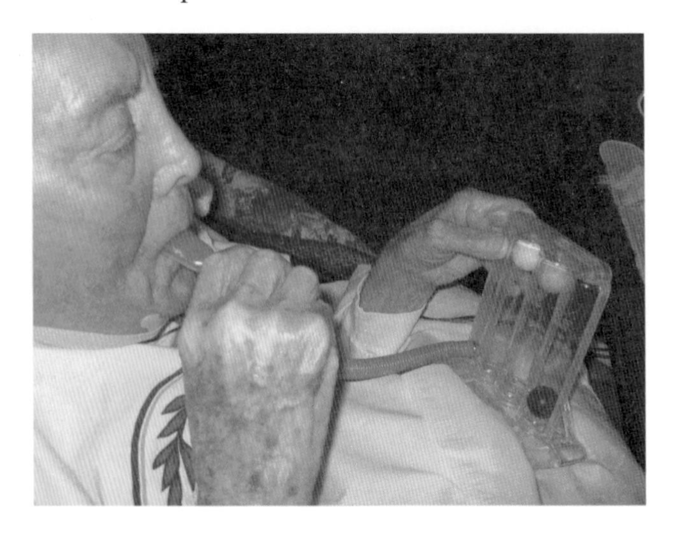

(6) 吹氣，控制氣流運動blowing。

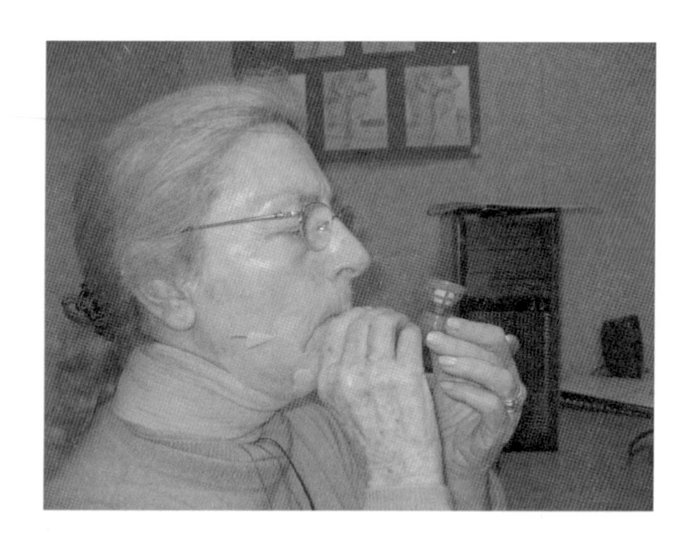

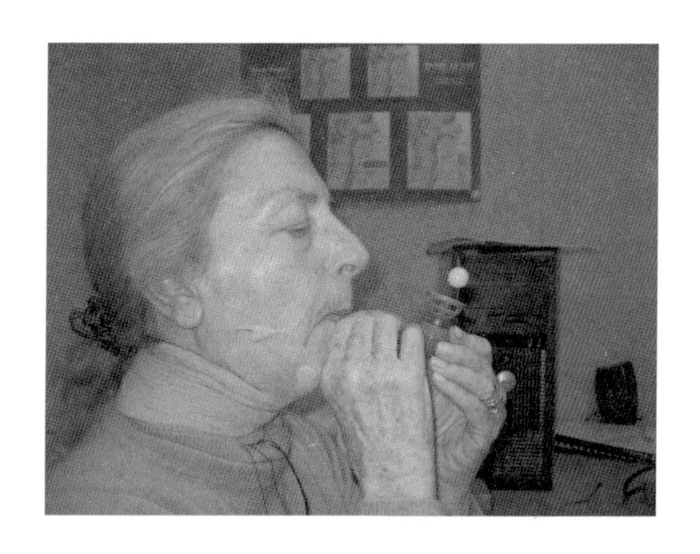

（六）聲門緊閉運動

1. 目的：增進聲門清除在咽喉殘留食物的效能。
2. 要領：每項聲門緊閉運動每天最少要做三回，每回要重複十次。
3. 器材：哨子。

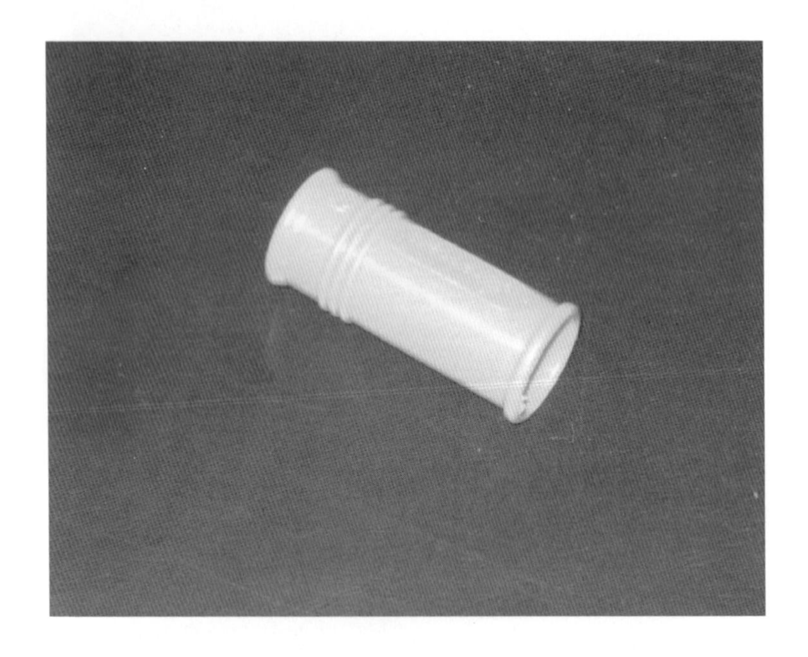

4. 各項聲門緊閉運動簡介：

(1) 吹哨子運動：先深呼吸，再用力吹哨子，重複十次。

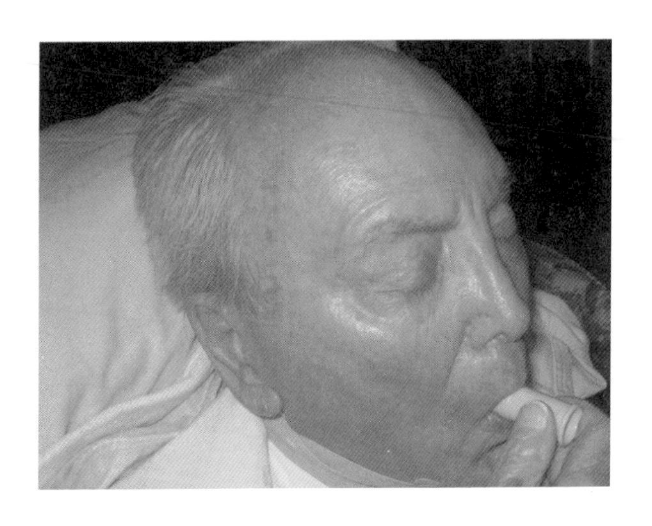

(2) 嗓音練習：借助推力，如推椅子或推牆，喊出短促而響亮的「啊」，促使聲門合攏。

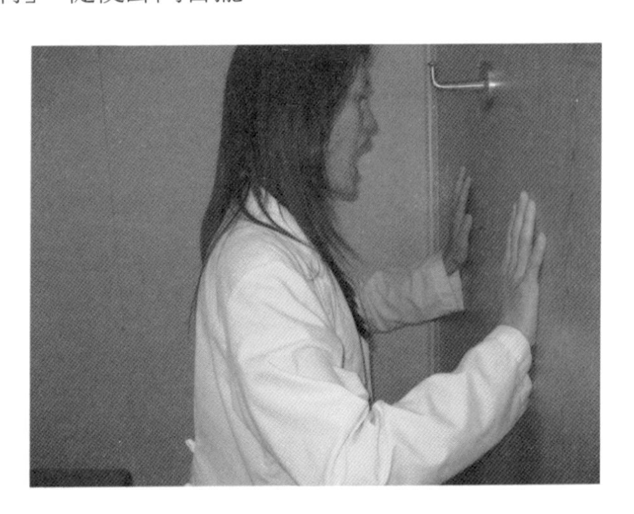

(3) 答數練習：說話時嘴巴張大，舌頭用力，咬字清楚，慢慢說出「一」到「十」。

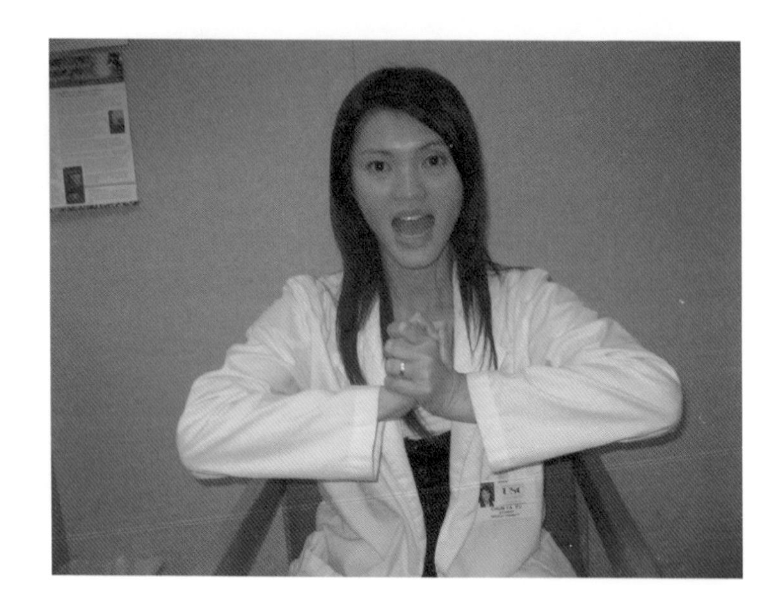

（七）頭頸部肌肉放鬆運動

1. 目的：增加頭頸部肌肉的靈活度與柔軟度。適用於頭頸部肌肉僵硬的病患。
2. 要領：身體坐直，保持身體與頭頸部正中的姿勢。每項放鬆運動每天最少要做三回，每回要重複十次。

3. 各項運動簡介：

(1) 頭部前後彎曲：在保持胸部和腰部自然直立狀態下，讓頭部緩慢向前彎曲並感覺後頸部肌肉的緩慢伸展，靜態伸展頸部肌肉五秒鐘。然後緩慢回正頭部，休息五秒鐘之後，再緩慢向後彎曲，靜態伸展頸部肌肉五秒鐘。如此重複十回。

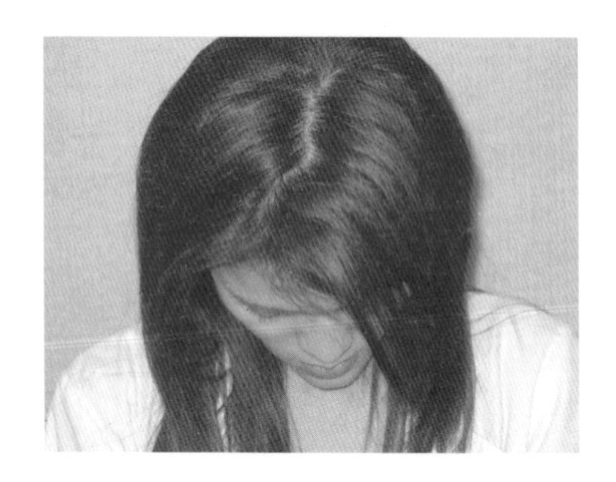
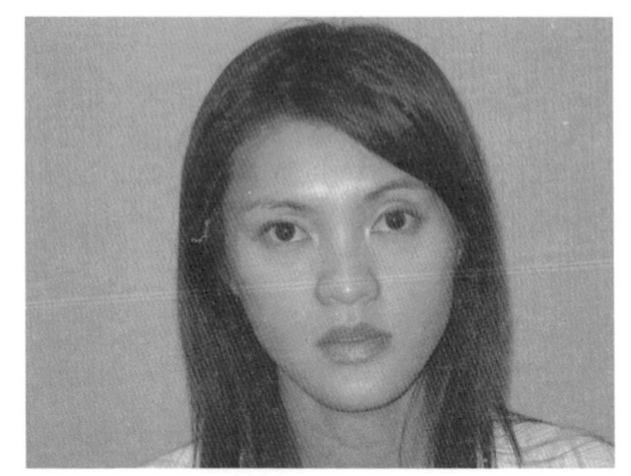
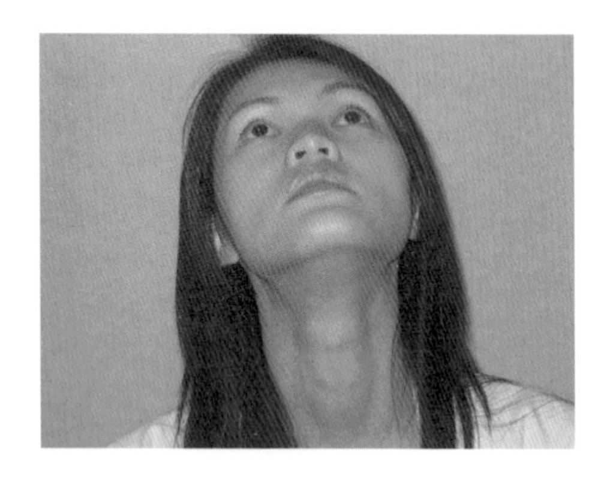
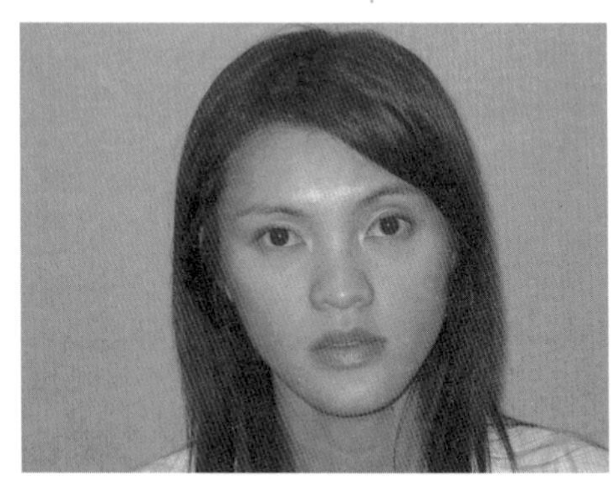

(2) 頭部左右側傾：在保持雙肩自然下垂狀態下，讓頭部緩慢轉向左側，並感覺右頭部肌肉的緩慢伸展，靜態伸展頸部肌肉五秒鐘。然後緩慢回正頭部，休息五秒鐘之後，再緩慢向右彎曲，並感覺左頭部肌肉的緩慢伸展，靜態伸展頸部肌肉五秒鐘。如此重複十回。

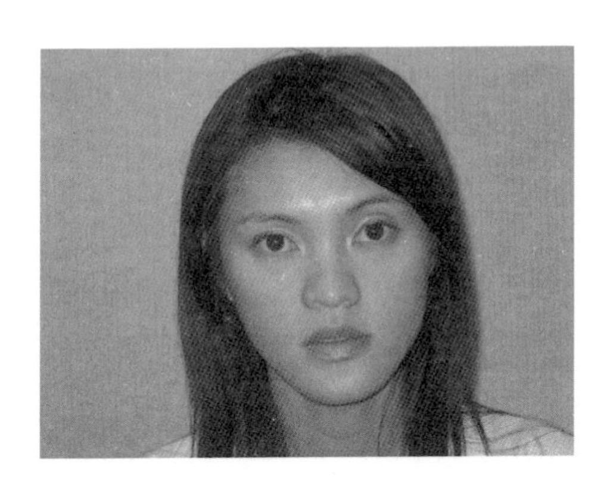

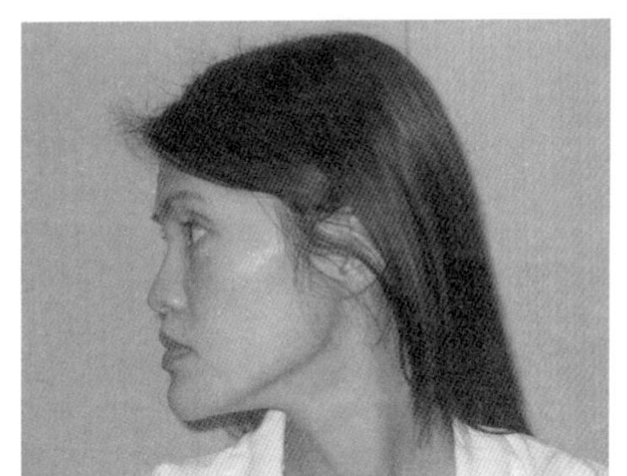

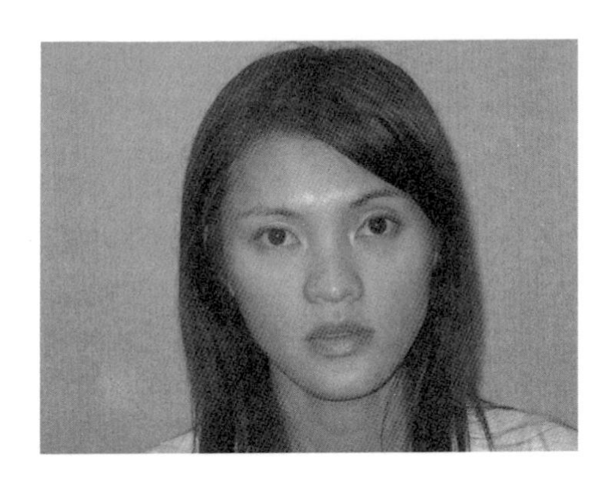

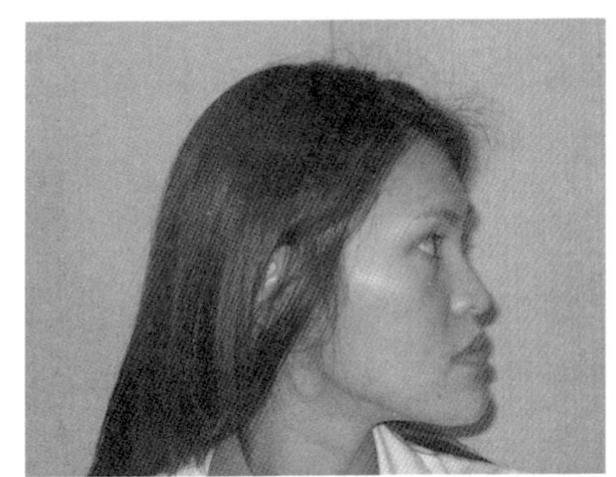

(3) 肩部上下活動：在保持頭頸部自然放鬆的狀態下，讓肩膀緩慢上提，並感覺頸部肌肉的緩慢伸展，靜態伸展肩膀肌肉五秒鐘。然後回復正位。如此重複活動十回。

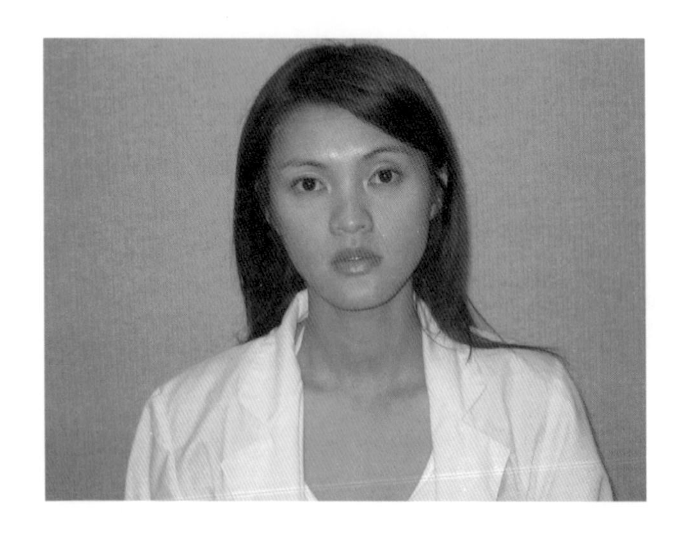

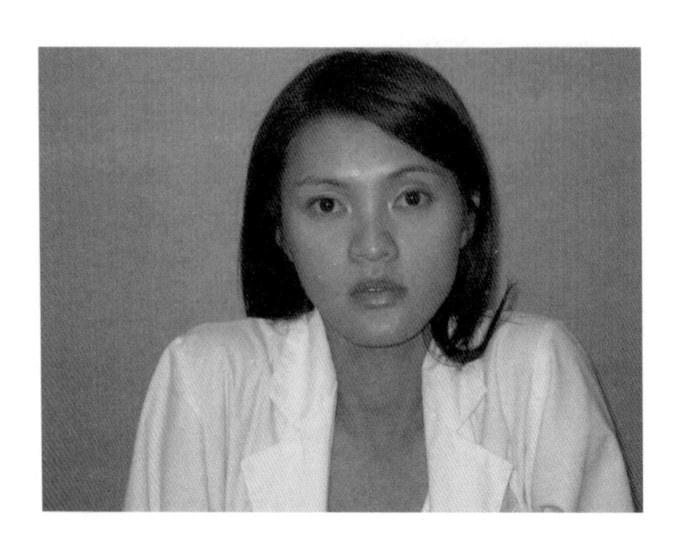

第4章

特殊吞嚥治療方法

一、上（提高）聲門吞嚥法（Supraglottic Swallows）

1. 適用病患：吞嚥時聲門無法緊閉與上提與吞嚥時因咽喉期吞嚥反應慢，引起食物殘留在會厭谿的咽喉期吞嚥困難病患。
2. 目的：在吞嚥前和吞嚥時將喉頭上提，聲門緊閉，食物不會流入聲門，以減少嗆到食物的機會。
3. 方法：將咀嚼好的食物含在口中，深呼吸並屏住呼吸，然後用力吞，吞嚥後馬上咳嗽。

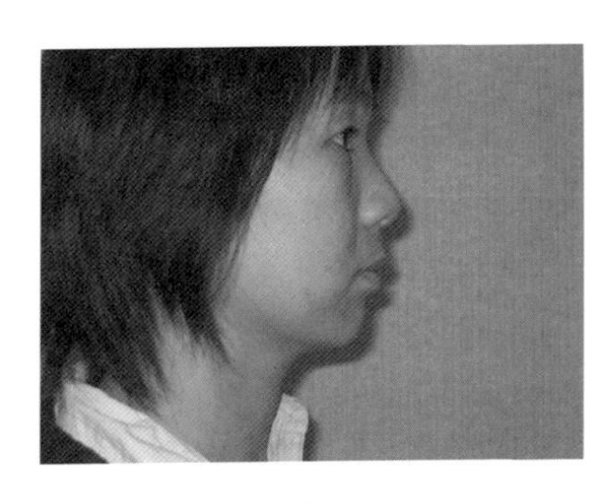

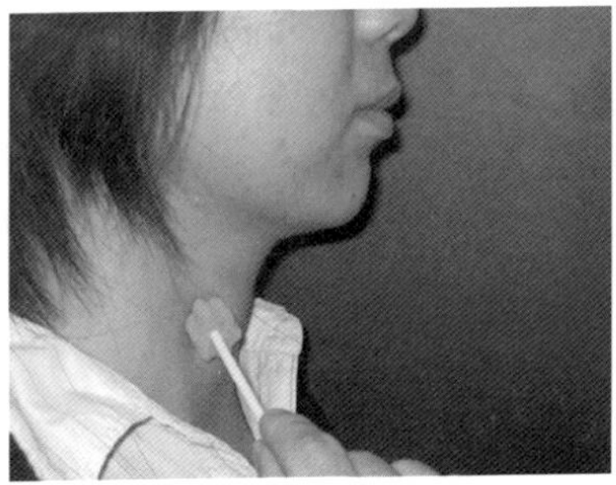

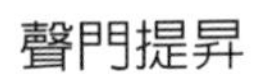

聲門提昇

二、用力吞嚥法（Hard Swallows）

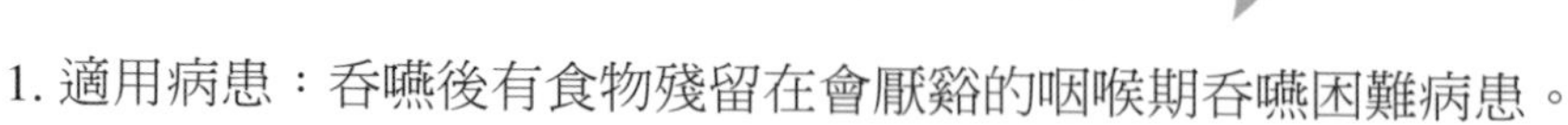

1. 適用病患：吞嚥後有食物殘留在會厭谿的咽喉期吞嚥困難病患。
2. 目的：增加舌後根的力量，加強吞嚥效能，並減少食物殘留現象。
3. 方法：吞嚥時，使用口腔與咽喉肌肉用力向後吞。

三、低頭吞嚥法（Head Down Swallows）

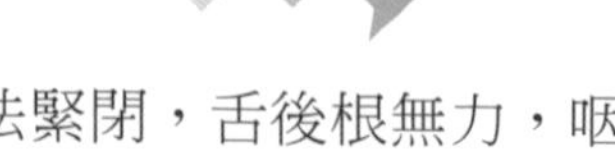

1. 適用病患：咽喉期吞嚥反應遲緩，聲門無法緊閉，舌後根無力，咽喉肌肉提升遲緩無力的咽喉期吞嚥困難病患。
2. 目的：減少食物誤入氣管的機會。
3. 方法：將食物放入口腔，咀嚼食物後，低頭用力吞嚥。

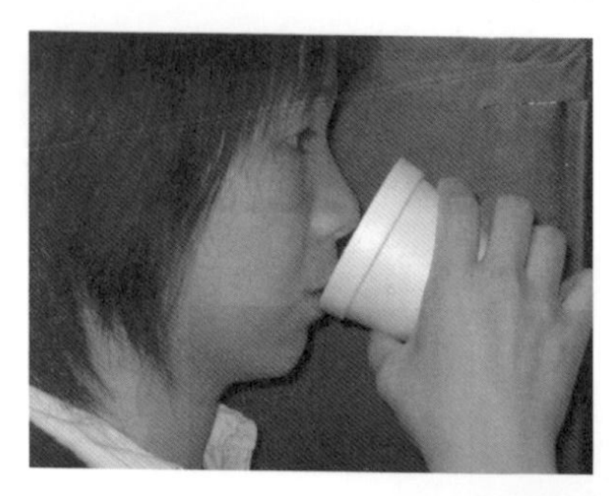

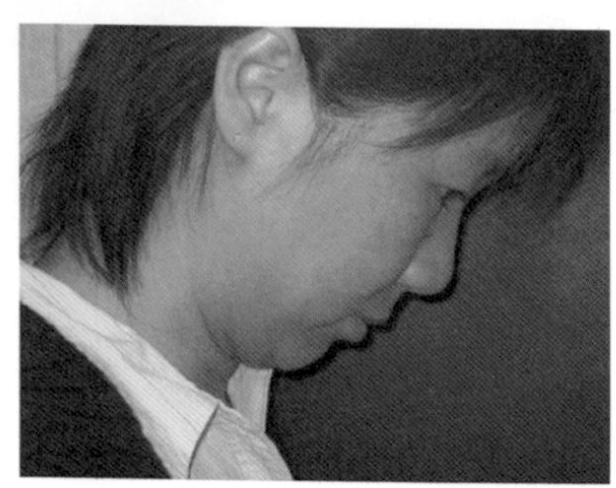

四、孟德森吞嚥法（Mendelsohn Maneuver）或屏住呼吸（Breath Hold）

1. 適用病患：環咽肌開啓時間不足或咽部肌肉狹窄的咽喉期吞嚥困難病患。
2. 目的：增強喉部上抬的幅度和時間，增加環咽肌開的時間和寬度，可減少食物誤入氣管的機會，以增進在吞嚥時呼吸道的安全。
3. 方法：吞嚥時深呼吸，將喉部上抬到最高位置的時間拉長，以爭取吞嚥時呼吸道的安全時間。

五、其他特別吞嚥治療方法

（一）深層咽肌神經刺激療法（Deep Pharyngeal Neuromuscular Stimulation, DPNS）

1. 創始人：Karlene H. Stefanakos, M. A., CCC-SLP
2. 簡介：深層咽肌神經刺激療法（DPNS）可增進口腔肌肉功能與咽喉反射，以達到增強吞嚥功能；DPNS強調三個反射區：舌根部、軟顎，與上咽與中咽縮肌。
3. 預期療效：
   (1) 增進咳嗽功能。
   (2) 改善嗆口水或吐痰力量。
   (3) 增加聲音音質。

(4) 增進咽肌功能與強度。

4. 器材：

(1) 冷凍檸檬棒。

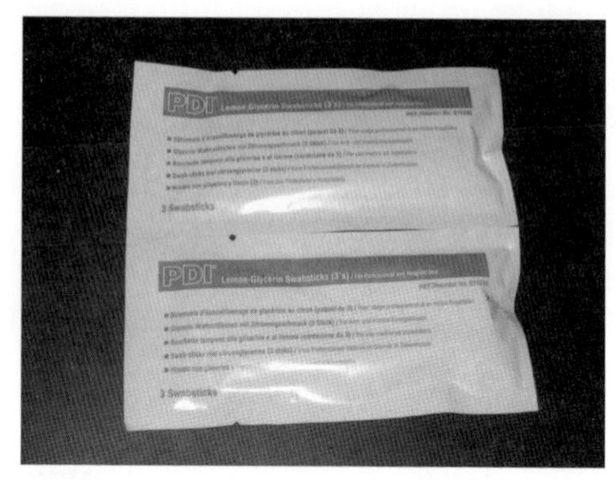

冷凍檸檬棒（可以自己製做，將紗布包在筷子上，沾上檸檬汁後外包塑膠膜，冰凍在冰庫中，等紗布球變硬後可以拿出使用）

(2) 一盒面紙。

(3) 一個小冰箱。

(4) 四個手套。

(5) 口罩。

(6) 冰塊。

(7) 剪刀。

5. 優點：

(1) 經濟。

(2) 適用於認知功能低下的病患。

(3) 短期療程。

(4) 病患滿意度高。

6. 限制：不適用於以下病患：顛癇失控、腹部手術病患、腦神經退化病症、重度阿茲海默疾病、重肌肉無力症、呼吸衰竭、強烈緊咬反射、運動失調、精神狀況不穩定、使用呼吸器或氣切病患。

7. 八個刺激部位：

每一個刺激，治療師都必須要戴手套，使用穩定的壓力，以濕的紗布包住病人前三分之一的舌面，將舌頭拉出來，才可以刺激不同的位置。

(1) 雙邊軟顎平滑刺激（Bilateral Soft Palate Glide Stimulation）

目的：增加軟顎的反射功能 。

方法：用冰凍的檸檬棒，從弱的軟顎部位肌肉上，平滑到健壯的部位；平滑一到三秒。

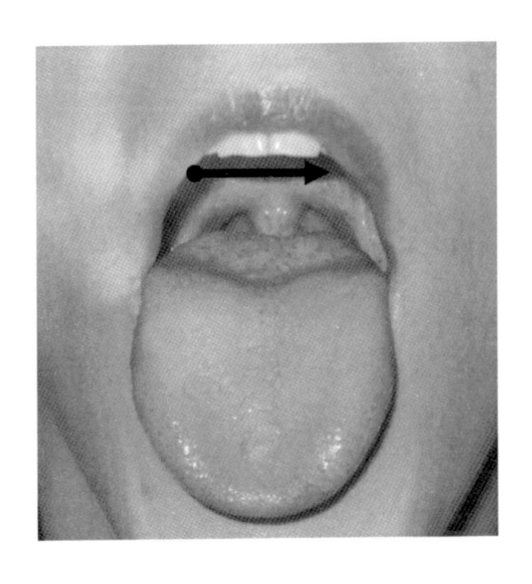

(2) 三邊軟顎平滑刺激（Triple Soft Palate Glide Stimulation）

目的：增加軟顎的反射功能。

方法：以冰凍的檸檬棒，在軟顎上，由前往後，由弱的部位，平滑刺激；在健壯的部位，平滑刺激；中間部位，往懸雍垂部位滑下去；平滑一到三秒。

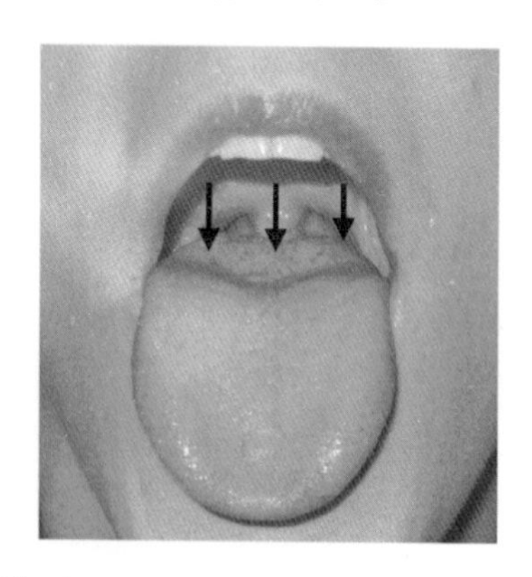

(3) 舌後平滑刺激（Lingual Glide Stimulation）

目的：增加舌後根收縮反射。

方法：用冰凍的檸檬棒，從舌後根味蕾部位，由弱的部位平滑到健側；平滑一到三秒。

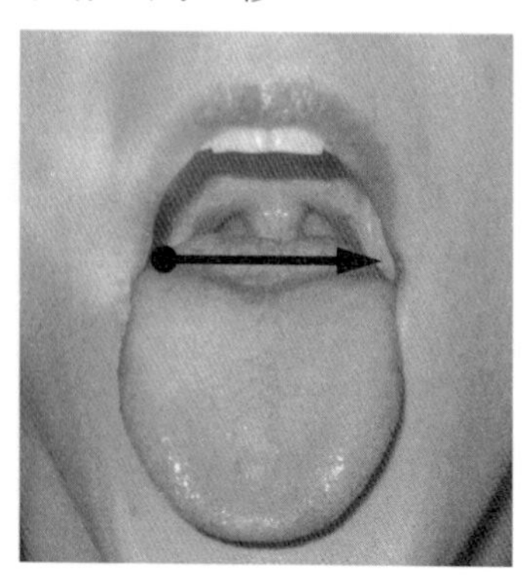

(4) 舌旁側刺激（Lateral Lingual Stimulation）

目的：增加舌旁邊感覺度和舌旁移動的運動力。

方法：用冰凍的檸檬棒，從舌前外圍往舌根味蕾部位平滑；換另一邊舌側平滑刺激；平滑二到四秒。

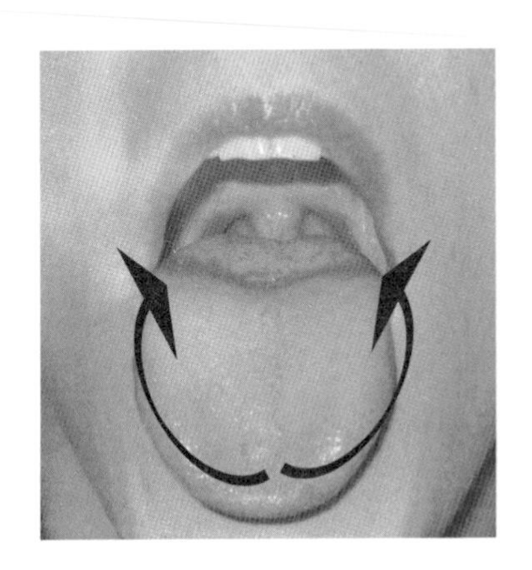

(5) 舌中間刺激（Lingual Septum Stimulation）

目的：增加舌頭形成湯匙狀的刺激運動。

方法：用冰凍的檸檬棒，在舌中間部位，從舌後往前平滑。

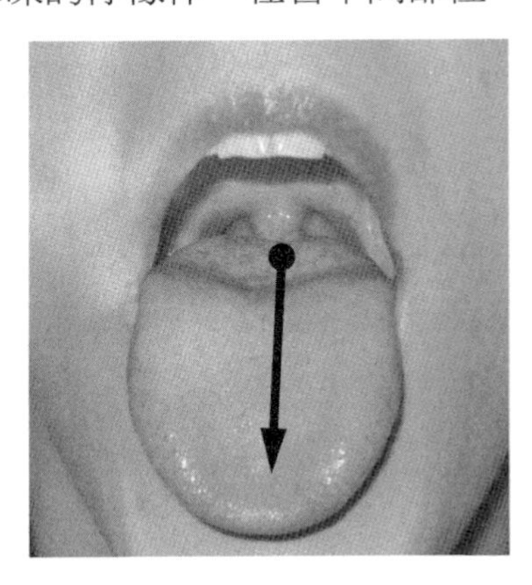

(6) 雙邊咽喉壁刺激（Bilateral Posterior Pharyngeal Constrictor Stimulation）

目的：增加咽喉壁緊縮反射功能。

方法：用冰凍的檸檬棒，先從弱的部位往舌後咽喉壁處刺激，刺激一到二秒，然後換健側刺激。

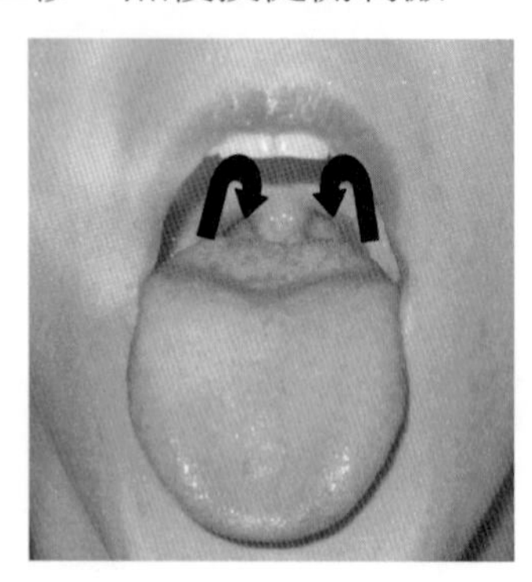

(7) 舌後根回縮反射力量刺激（Tongue Base Retraction Reflex Rate Stimulation）

目的：增加舌後根回縮反射力量和速度。

方法：用冰凍的檸檬棒，在懸雍垂上輕點一下，觀察舌後根回縮的反應；刺激一到二秒。

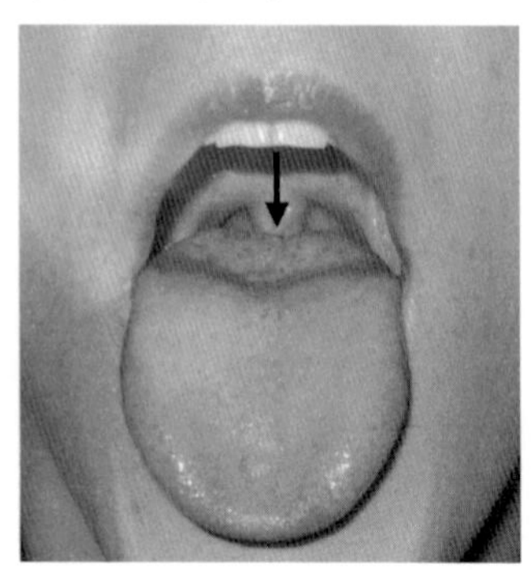

(8) 懸雍垂刺激（Uvula Stimulation）

目的：增加舌後根回縮反射力量。

方法：用冰凍的檸檬棒，沿著懸雍垂兩旁劃線，由弱的部位開始劃線，然後換健側，觀察舌後根回縮的反應和吞嚥反射；刺激一到二秒。

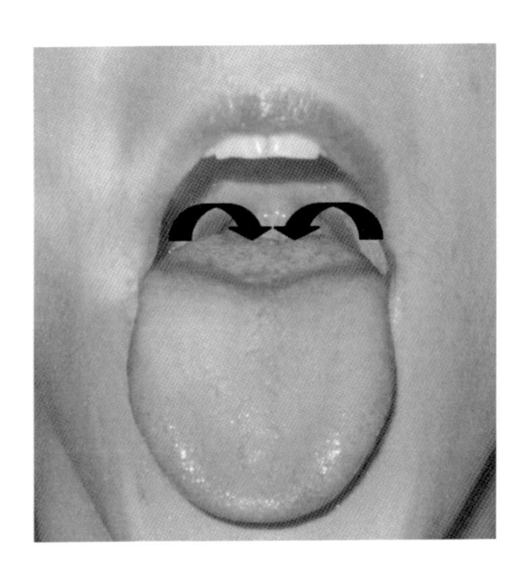

8. 治療要點：

(1) 記錄治療活動中的吞嚥反應。

(2) 咳嗽反應的強度增加與否。

(3) 嗆口水或痰的減少與否。

(4) 打噴涕的情況改善與否。

(5) 黏液流入鼻後方的情況改善與否。

(6) 咽部感覺的情況改善與否。

(7) 異物卡住喉嚨感的減少與否。

(8) 音質的情況改善與否。

(9) 咳嗽次數的減少與否。

（二）電流刺激吞嚥治療法（Neuromuscular Electrical Stiumulation, NMES）

1. 創始人：Marcy Freed, CCC-SLP
2. 簡介：利用電鈕安裝在喉頭不同的肌肉上，來加強吞嚥的反應和肌肉的收縮力，是在美國受Food and Drug Adminstration（FDA）（食物藥品管理局）批准治療吞嚥困難的儀器。治療師必須接受特別的訓練與認證才可使用電流刺激吞嚥治療法（儀器網站：http://www.vitalstimtherapy. com）。
3. 預期療效：透過電流刺激頭頸部肌肉收縮，以增加肌肉的收縮強度，並增進吞嚥功能。初期療效反應十分良好。

4. 器材：主要器材爲電鈕與電療器。

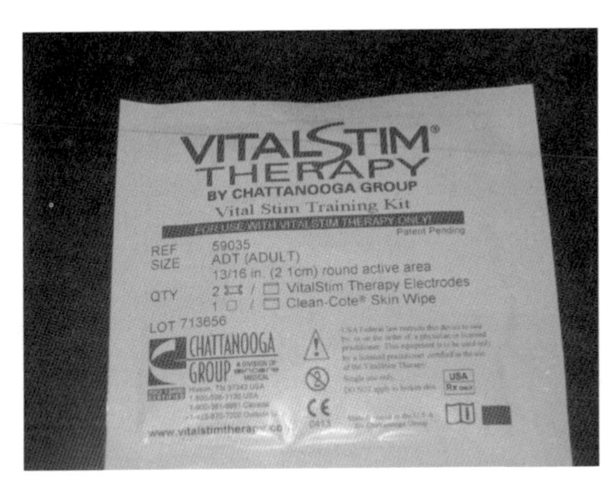

電鈕的包裝

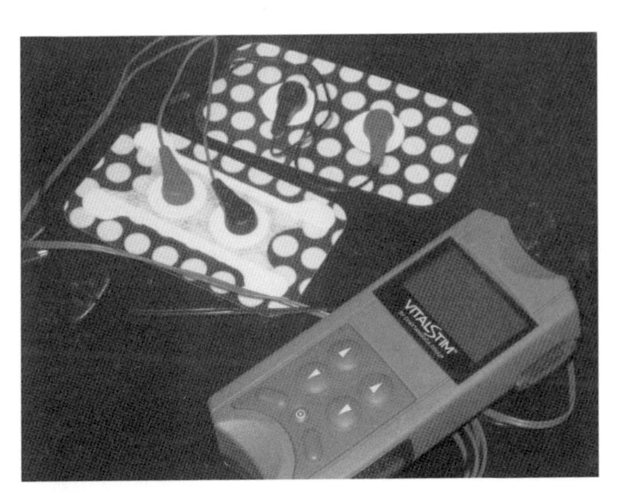

電療器和電鈕

5. 電鈕安放位置簡介：電鈕的安放位置可增進不同肌肉的功能，以提升吞嚥功能。

(1) 直行的電紐安放位置可增進咽喉上提的力量。

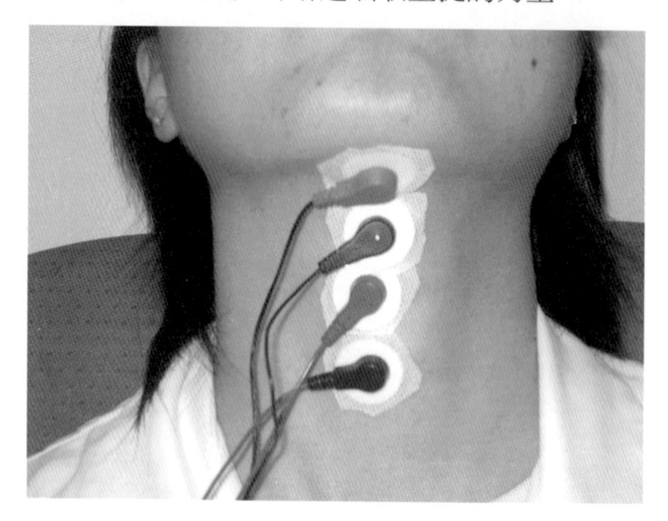

(2) T型的電鈕安放位置能增加舌後根收縮與咽喉上提的力量。

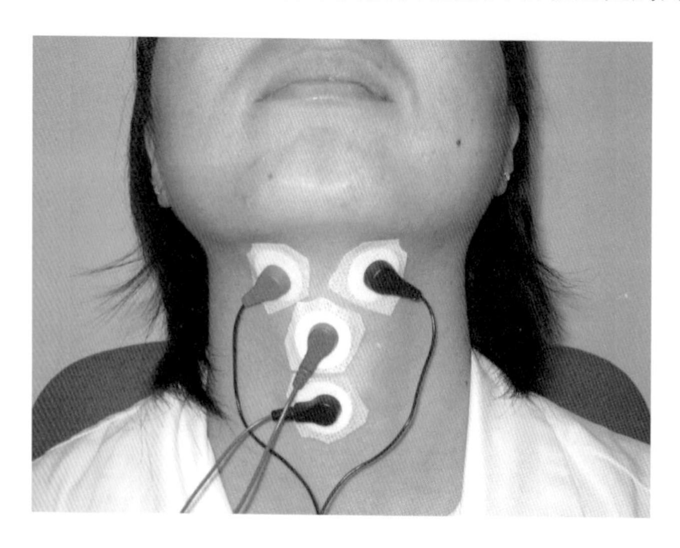

(3) 顏面的電鈕安放位置能增加面頰肌肉的收縮。

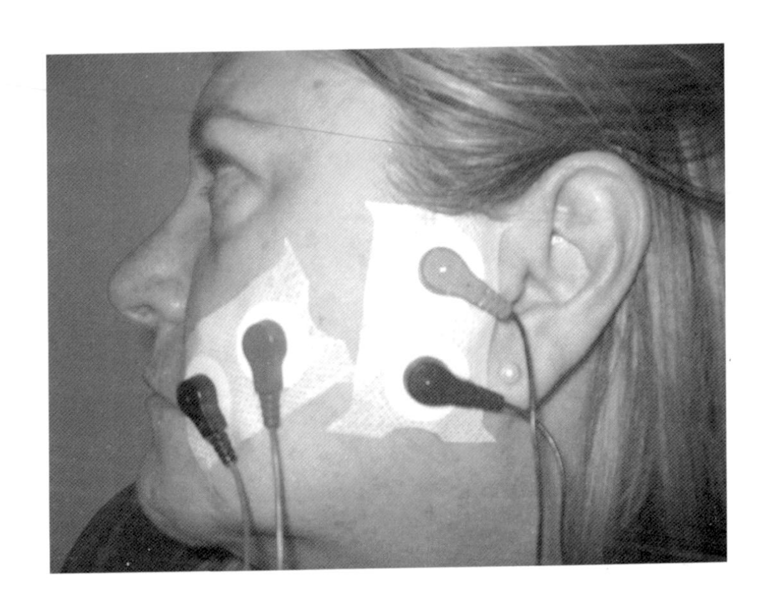

（三）Iowa Oral Performance Instrument（IOPI）

1. 簡介：透過測量舌頭及雙唇的力量及耐久力，測量個案的功能與一般人的差異，並訂立合適的訓練目標。在做口肌訓練的同時提供即時生物反饋，讓個案看到自己練習的即時成果。
2. 目的：增加舌頭與唇部的力量及肌耐力。
3. 材料：IOPI儀器、氣泡球（Bulb）。

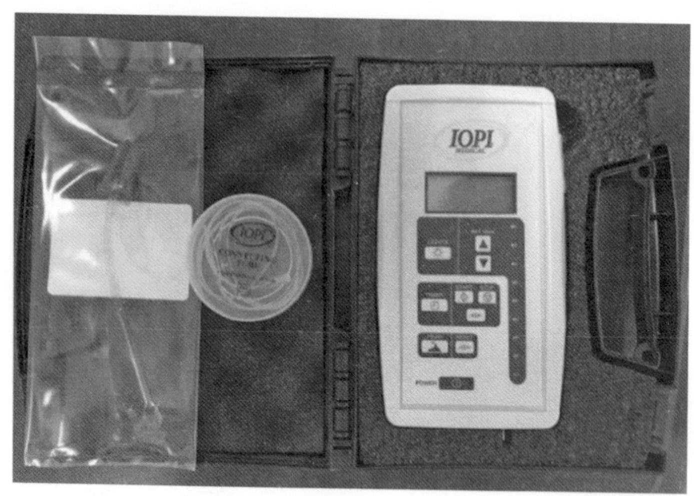

氣泡球與IOPI儀器

4. 訓練方式：

(1) 增加舌頭力量及肌耐力

- 把一個放在舌頭上的氣泡球壓向上顎以測出壓力指標的數據，數據會顯示在LCD螢幕上。
- 可評估測定舌頭力量的最高壓力指標，或設定目標壓力指標及時長，以進行舌頭的肌耐力訓練。

(2) 增加唇部力量及肌耐力

- 把氣泡球用嘴唇抿住，以測出壓力指標的數據，數據會顯示在LCD螢幕上。
- 可評估測定唇部力量的最高壓力指標，或設定目標壓力指標及時長，以進行唇部的肌耐力訓練。

（四）Expiratory Muscle Strength Training（EMST）

1. 簡介：經臨床實證，EMST有助於改善神經肌肉疾病個案的呼吸、音質、咳嗽力量與吞嚥功能，例如：帕金森氏症個案。
2. 目的：透過呼吸肌力訓練，以增加吞嚥動作相關肌力的功能。
3. 材料：EMST、夾子。

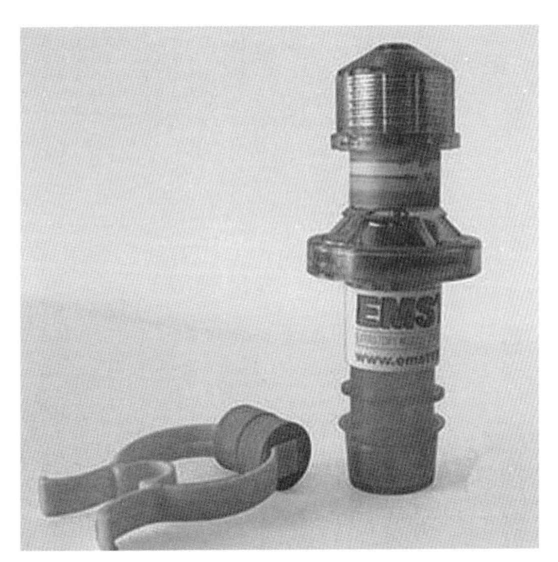

EMST與夾子

圖片取自：https://www.performancehealth.com/emst-150-expiratory-muscle-strength-trainer

4. 訓練方式：

(1) 視需要可將鼻子用夾子夾住。

(2) 含住EMST管子，用嘴巴吹氣，吹完1次休息15秒。

(3) 吹5次爲1回合，1回合吹完休息1分鐘，共吹5回合。

(4) 每週練習5天，持續共5週。

第5章 最新吞嚥治療方法介紹：歐陽式吞嚥訓練方法

一、何謂歐陽式吞嚥治療方法（ODBC）

歐陽式吞嚥訓練戰鬥營（Ouyoung Dysphagia Boot Camp, ODBC）主要是以運動理論爲基礎，改良自麥克尼爾吞嚥治療方法（McNeill Dysphagia Therapy Program, MDTP），並經臨床治療實證，應用在不同病症的吞嚥困難個案身上均獲得良好成效。ODBC爲強調密集安打式的吞嚥訓練方式（每個運動10次／回，6回／天；療程3～5次／週），中心理念爲盡可能的讓個案以口進食，於過程中嚴密監控個案進食表現，透過加強吞嚥三環運動（增加舌根後縮力量、增進喉部上提功能、調整食糰大小重量）、著重吞嚥時間點（快速吞嚥濃稠有重量且不需咀嚼的食糰），並結合神經肌肉電刺激（Neuromuscular Electrical Stimulation, NMES），以促進個案吞嚥功能。同時，使用床邊吞嚥評估、改良式鋇劑吞嚥攝影（MBS）／吞嚥螢光攝影檢查（VFSS），融合各種學科研究以達最佳治療成效，並記錄個案的心理狀況及表現。若有需要能及早協助個案接受相關治療與服務，更甚者可建立定期聚會的病友支持小組，讓個案獲得鼓勵與支持。

二、ODBC的核心概念

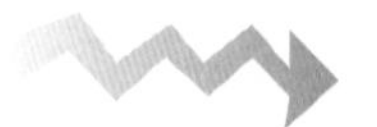

項目	內容	貼心小提醒
主要運動原則	・頻率 ・強度 ・速度 ・協調性 ・動作的多樣性	先注重次數，再注重強度
瞭解肌肉纖維種類	・慢型肌纖維I：此纖維具持久性，可保持身體姿勢，不易疲勞。 ・快型肌纖維II：此纖維可以快速移動，但容易疲勞，例如：手臂。 ・混合性肌纖維：吞嚥的肌肉纖維多是混合性，而且快型肌纖維II多於慢型肌纖維I。	重新訓練肌肉，讓肌肉重新活化
訓練型態的特定性及多樣性原則	・耐受力運動能幫助慢型肌纖維I的增長。 ・持久力運動能幫助快型肌纖維II的增長。 ・肌肉運動的形式反映出欲進行的活動。 ・肌肉能隨著所給予的壓力調整原本狀態。 ・設計能讓整體肌肉達到最佳效果的運動，包括提高肌肉的耐力、穩定性，以及協調性。 ・提供運動協調的彈性。	在訓練的過程中，不同的吞嚥運動必須要能達到相同的治療目標
可逆性原則	・若不使用即會喪失功能。 ・肌肉功能喪失的速度遠比得到的快。 ・每組肌肉應該至少有10次的練習次數。	回家練習的運動是達到成功吞嚥的重要基礎
FITT原則	・F頻率（Frequency）：重複進行多次，以增強中樞神經的連結（每回10次）。 ・I強度（Intensity）：強度＝阻抗力的來源（食糰的大小及質地），訓練時要增加短期間肌肉超負荷，以增加肌肉上的阻力，進而增加肌肉的強度。 ・T時間（Time）：增加訓練的時間。 ・T類型（Type）：提供多樣的運動種類。	我們一天吞嚥的次數超過1,000次

項目	內容	貼心小提醒
因萎縮及缺乏運動造成的肌肉改變	・缺乏運動導致肌肉萎縮。 ・靜止時間愈長，肌肉組織萎縮的可能性就愈大。 ・愈早開始進行吞嚥訓練，愈有可能預防肌肉萎縮。	
特殊個案	・有生理構造問題，例如：食道狹窄、食道功能異常等。 ・嚴重的構造改變，例如：構造重建、嚴重纖維化／雙邊麻痺至無任何動作等。 ・嚴重失智症。 ・嚴重口腔失用症。	需先以醫藥或者手術方式獲得解決，再使用ODBC介入，方能達成治療效果

三、吞嚥問題及處置

（一）口腔準備期＋口腔期

行為表徵	問題	處置	其他策略
・牙關緊閉	・張口程度不足／功能低下	・臉頰延展運動／按摩 ・漸進式下頷伸展運動 ・張口運動（湯匙） ・咀嚼運動	
・食物無法嚼爛 ・無牙或假牙鬆弛	・咀嚼肌無力	・咀嚼運動（Chewy tube，抵抗運動）	・配戴／固定假牙
・口腔感覺功能低下 ・流口水／口水太多 ・吞咽後口腔有食物殘留	・口腔敏感度不足	・口內按摩	・用不同溫度、質感、味道來加強反應

行為表徵	問題	處置	其他策略
・食物從嘴巴掉出 ・嘴唇發麻 ・嘴唇動作僵硬／不靈活 ・流口水／口水太多 ・嘴唇經常微開	・嘴唇敏感度不佳 ・嘴唇張力過低／過強	・嘴唇延展運動／按摩 ・噘嘴－微笑運動 ・噘嘴運動 ・吸吮運動	
・臉頰發麻 ・吞嚥後食物殘留在臉頰兩側 ・表情僵硬／撲克臉 ・無法鼓脹臉頰	・臉頰敏感度不佳 ・臉頰張力過低／過強	・臉頰延展運動／按摩 ・臉頰緊縮運動 ・臉頰鼓脹運動 ・EMST吹氣運動	
・無法使用吸管 ・無法吹泡泡／熱湯 ・流口水／口水太多		・EMST強吸運動	
・舌頭發麻 ・食物堆積在舌面上 ・吞後食物留在口腔內 ・舌頭無力／肌肉緊繃／協調不佳，無法控制食糰 ・舌頭外吐 ・舌頭運動範圍受限 ・食糰散開	・舌頭敏感度不佳 ・舌頭張力過低／過強	・舌頭暖身運動 ・舌頭阻抗運動 ・舌頭靈活度運動	

行為表徵	問題	處置	其他策略
．流口水／口水太多 ．會被口水嗆到 ．吃喝前嗆到			
．舌根無力要多次吞嚥 ．食物無法往舌根送	．舌頭後送不足	．舌頭三明治 ．MASAKO ．漱口（Gargle）	

（二）咽喉期

行為表徵	問題	處置	其他策略
．吞嚥啟動>1秒	．吞嚥啟動／顎反射延遲	．深咽神經肌肉刺激術（DPNMS） ．冰刺激	
．講話鼻漏氣 ．食物從鼻孔溢出	．軟顎上抬不足	．EMST吹氣運動 ．EMST強吸運動 ．顎咽閉鎖運動	．製作軟顎膺復
．吃喝時咳嗽／嗆到 ．聲音嘶啞 ．咳嗽力弱，痰不易咳出 ．呼吸急促，造成吞嚥時無法屏住呼吸	．聲門功能低下／閉合不佳	．EMST吹氣運動 ．推舉運動	．Supraglottic swallow ．吞後再咳嗽 ．低頭吞 ．吞濃稠液體
．吞時喉骨移動不明顯 ．需吞嚥多次 ．感覺食物吞不乾淨 ．吃喝時咳嗽，或食物進入氣管	．喉部上抬不足	．EMST強吸運動 ．喉部操作手法 ．NMES ．閉氣喉上舉運動	．用力吞

行為表徵	問題	處置	其他策略
·吃完後咳嗽／嗆到 ·吞後食物卡在舌根後面（Valleculae）	·舌後根無力／後送不足	·深咽神經肌肉刺激術 ·冰刺激 ·咽喉擠壓運動	·用力吞 ·冰刺激舌後部位 ·低頭吞 ·咳嗽再吞
·吃完後咳嗽／嗆到 ·吞後食物卡在喉嚨（Pyriform sinus）	·環咽肌功能失常／過緊／過度鬆弛／提高困難	·深咽神經肌肉刺激術 ·冰刺激 ·咽喉擠壓運動	·孟德森吞嚥法 Mendelsohn maneuver ·交換食物質地 ·用力吞 ·頭轉向弱側 ·咳嗽再吞

（三）食道期

行為表徵	問題	處置	其他策略
·吃一點食物便飽足 ·食物卡在食道 ·食道流動力減低或障礙 ·吞嚥後覺得食物不易進入胃部 ·躺臥後食物逆流至口腔 ·食道狹窄 ·食道憩室	·上食道括約肌功能低下／食道狹窄		·少量多餐 ·增加食糰大小重量 ·進食中交替流質和固體食物 ·吃完後保持正直體位30分鐘 ·晚上睡時，頭要保持30度 ·防止胃食道逆流 ·轉介耳鼻喉科評估，例如：上食道括約肌（UES）擴張術 ·轉介腸胃科評估，例如：下食道括約肌（LES）張開不足

（四）其他

行為表徵	問題	處置	其他策略
・痰液濃稠			・漱口將濃痰吐出。 ・喝氣泡水／溫水／吃冰塊 ・以濕海綿牙刷／棉棒濕潤口腔
・乾口症、口水太少			・人工唾液 ・藥物 ・吃冰塊／喝檸檬水／嚼口香糖
・味覺、嗅覺改變			・多吃白肉 ・多試新食物

ODBC的主要評估工具包括：

1. 床邊吞嚥評估：Mann Assessment of Swallowing Ability（MASA）。
2. 口中進食功能量表（Functional Oral Intake Scale, FOIS）：有十一級，個案從最安全的等級開始訓練。
3. 視覺模擬評分法（Visual Analogue Scale, VAS）。
4. 體重。
5. 改良式鋇劑吞嚥：Modified Barium Swallow（MBS）。

在做改良式鋇劑吞嚥測驗時，採用的方法和步驟如下：

a. 兩種容量：五毫升和十毫升。
b. 三種質地：稀釋液體、果汁類濃度的濃稠液體，以及優格類濃度的濃稠液體。

c. 餅乾。

d. 不同方面考量。

e. 姿勢以及技巧：吸管或杯子。

f. 前後像（A-P view）檢查：食道是否有殘留物，咽部無力（weakness）。

g. 是否有吸入異物？確認吸入異物的當下情況：時間？吸入種類？有無任何干擾影響吞嚥？

h. 吸入情況是否一致？需重新測試一遍。

i. 病人對於吸入異物的情況有什麼反應？

j. 確認病人最高的食物等級（在沒有異物吸入的狀態下）。

k. 此種食物等級將是剛開始進行治療的起始點。

l. 在進行改良式鋇劑吞嚥時，若在不同構造上有殘餘物時，觀察病人對於殘餘物的反應。

m. 觀察病人在吞嚥過程中最大的吞嚥問題（喉部提升／食道狹窄）。

n. 食物的種類等級是依據改良式鋇劑吞嚥來決定（在病人沒有異物吸入的狀態下，病人可以忍受的最高食物等級）。

o. 注意病人任何有關異物吸入的跡象。

6. 吞嚥嚴重度評估表（Dysphagia Outcome Severity Scale, DOSS）。

7. 嗆入／誤吸量表（Penetration/Aspiration Scale）。

四、ODBC的治療歷程

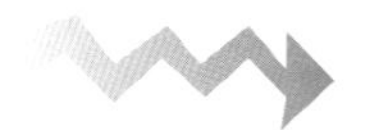

ODBC共有十六次治療療程，每次一個小時，頭兩次治療是適應期（accommodation），其主要目的是讓病人瞭解治療的方式和學習吞嚥的技巧，並且測試吞嚥的基本線（baseline），以下介紹ODBC中使用的運動原則（exercise-principles）：

肌肉纖維種類（muscle fiber types），可分三類：

1. 第一類：慢速抗疲勞性纖維（slow-resist fatigue），此種纖維是可以有持久性，可以保持身體姿勢，不易疲勞。
2. 第二類：快速抗疲勞性纖維（fast fatigue），此種纖維是可以快速移動，像是手臂快速移動，但容易疲勞。
3. 第三類：混合性，吞嚥的肌肉纖維大多是混合性，而且第二類多於第一類。

根據失用性萎縮（disuse atrophy）的理論，肌肉若在四小時之內完全沒有任何活動，將會開始改變。第一類的慢速纖維跟第二類的快速纖維比較起來，第一類較易萎縮。肌肉在幾個月之內若無任何運動，會萎縮至原本肌肉尺寸的一半以下。肌肉失用所導致的肌肉改變是因爲脂肪浸潤（fatty infiltration）、肌肉量減少—纖維萎縮、細胞減少、細胞骨架蛋白減少（loss of cytoskeletal proteins）、收縮張力及收縮幅度降低、降低運動神經元的徵召、增加疲勞性、葡萄糖攝取量減少、微血管改變（毛細血管喪失）。

而影響肌肉萎縮程度的因素取決於：

1. 年齡及性別。

2. 肌肉失用的時間長度。

3. 纖維的種類及功用。

4. 事先預防（pretreatment）或者先前的疾病。

5. 肌肉正常使用的程度及失用的程度比較。

重新訓練肌肉讓肌肉重新活化（muscle reactivation），進而長出更多的肌肉，讓還沒有萎縮的肌肉重新活化，將會有更顯著的效果。重新訓練肌肉時，要攝取足夠的營養，如果訓練肌肉時，沒有攝取足夠的卡路里來活化肌肉，將會造成更多的肌肉萎縮。訓練那些已萎縮的肌肉會導致肌肉傷害，需要在運動練習以及攝取足夠的營養之間取得平衡點。肌肉的重新訓練／復原的時間長短，取決於肌肉失用的時間長度、年齡和肌肉失用的情況而定。

運動練習的原則如下：

1. 小量的第一類運動神經元會先開始被徵召。

2. 不同的運動影響不同的肌肉改變。

3. 運動造成肌肉肥大（hypertrophy）：增加第二類肌肉纖維數。

4. 伸展運動（stretching）會讓纖維增加。

5. 不活動則會造成纖維萎縮。

6. 愈長時間不活動則會造成愈多組織萎縮。

7. 訓練型態的特定性（specificity）：不同的運動會產生不同的效果，耐力運動幫助第一類慢速纖維的增長，而阻力運動則幫助第二類快速纖維增長，肌肉會因壓力的來源而改變，以調適新的情況。

8. 多樣性原則（variety principle）：訓練所有肌肉收縮的範圍，而並非只是單一平面。辨別出吞嚥動作的不同類別，最有效的訓練在於訓練所有不同平面的動作。訓練不同種類及平面的動作可徵召更多的運動神經元，以提供不同平面所整合的靈活性。

9. 可逆性原則（reversibility principle）：肌肉不用則會萎縮，其失去的速度將比獲得的速度還要更快。

我們一天有多達一千次的吞嚥次數，一旦有吞嚥困難時，一定要將運動基本原理運用至吞嚥上面，並採用FITT原則：

1. F（Frequency，頻率、次數）：先注重次數，再注重強度，不斷地重複練習，可加強中央神經系統的成形。一組肌肉應該要接受至少三次的運動。
2. I（Intensity，強度、抵抗力）：訓練時要增加短期間肌肉超負荷，會增加肌肉上的阻力，而增加肌肉的強度。
3. T（Time，時間）：增加訓練的時間。
4. T（Type，種類）：提供多樣的運動種類。

ODBC不適用的病人如下：

1. 有生理構造問題，例如：咽食管憩室（Zenker's Diverticulum）、環咽脊（CP bar）、食道狹窄（stricture）、食道蹼（web）、食道功能異常（esophageal dismotility）等，這些問題可用醫藥或者手術方式獲得解決。
2. 嚴重的構造改變（嚴重纖維化至無任何活動，雙邊麻痺致無任何動作，構造重建）。
3. 嚴重失智症。

4. 嚴重口腔失用症。

五、ODBC治療計畫的流程

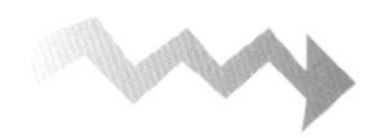

個案總共需接受十六次治療，前兩次治療是適應期：

第一次：介紹吞嚥治療的原則，陪同病人一起看以前所記錄的資料，或是吞鋇測驗之資料，教導吞嚥所需技巧，帶領病人先以吞口水來練習如何吞嚥。處理病人以及家庭成員的問題／憂慮，教導病人如何記錄飲食以及如何使用吞嚥技巧。吞嚥技巧是要求病人：(1) 嘴唇輕閉；(2) 試著不要在嘴巴內移動食物／飲料；(3) 當準備好吞嚥之時，吞得愈快／愈用力愈好；(4) 試著把所有在口中的食物一次吞下；(5) 此時可能會咳嗽，但請盡量克制住；如果無法克制，咳嗽是沒有關係的；(6) 一旦完成吞嚥動作，輕輕地清一下喉嚨；請記住由鼻子呼吸並且嘴巴緊閉之後，再進行一次吞嚥，此時仍吞愈快／愈用力愈好。語言治療師教導病人快速／用力吞嚥時，病人必須先學得吞嚥的正確型態，包括頭部姿勢、嘴唇、吞嚥型態。

語言治療師要觀察病人在練習吞嚥時是否有吸入異物的跡象，觀察病人是否有：(1) 流眼淚、呼吸方式改變、身體姿勢改變；(2) 不願意吃下一口食物，應改變吞嚥方式（如多次吞嚥）；(3) 延遲咳嗽。眞正能夠發現病人有靜默氣管吸入異物（silence aspiration）現象時，是在做改良式鋇劑吞嚥（MBS）中發現病人有吸入異物的跡象。

第二次：複習上次所設的目標與飲食進展，注意病人是否憂慮並解答病人和家屬所提出的問題，另一方面也要複習吞嚥的正確型態以及吞嚥的技巧。先以吞口水來複習吞嚥的技巧，開始用在做吞鋇測試時已經確認的飲食階段，來學習如何正確使用吞嚥技巧。

第三次到第十六次：按照吞嚥治療的步驟，並監督病人的進展。每一次治療要達到八十至一百次的吞嚥，在每次治療結束以後，伸展舌頭大約十五秒到三十秒，來增加舌頭的運動範圍，進而減少舌頭肌肉的緊張度。

吞嚥準則：如果病人在十次的吞嚥之中，有八次好的吞嚥，則可往下一個食物等級發展（算病人吞嚥的次數，而非食團大小）。

病人在五次的吞嚥過程中，有三次以上吸入異物的情況產生，或者咳出食物時，則往後退一級。

監督進展：每一次的吞嚥都要好好監控，並且要記錄下來。

任何呼吸道窒礙（airway compromise）的情況都要記錄下來，再評估病人的吞嚥情況。任何清喉嚨、重複吞嚥，以及吐出食物的現象都應加以記錄。每一次的治療都要記錄病人吞嚥的成功百分比（總共吞嚥次數除以成功吞嚥次數）。每一次的治療，都要記錄病人達到的最高食物等級。

家中練習：病人在家中可練習治療過程中成功吞嚥的食物等級。

病人需記錄下在診所外三餐所進食的食物內容，最重要的是要恢復過去的飲食習慣，恢復過去的正常飲食行爲。

總括而言，在訓練時要注意吞嚥時的身體姿勢、嘴唇緊閉、增加容量（五毫升）、增加進食速度和時間點，以及增加進食等級。另外要加強不同的平面訓練（需咀嚼較硬食物），增加耐力，讓病人嘗試自己偏好的食物，消除病人不正常的吞嚥動作（需要避免進食的食物）。如果病人在吞嚥治療的過程中有不適的狀況，可給予病人一、兩分鐘的休息時間，或退後一級食物等級。

藉由重複抗力運動練習以及提高舌頭肌力練習，愈早開始治療，可愈快恢復自然吞嚥的方法。練習原則爲重複以及不斷的吞嚥練習、增加食團的容量來增強吞嚥力量、改變食物的質地並改進吞嚥速度。

六、ODBC的評估工具

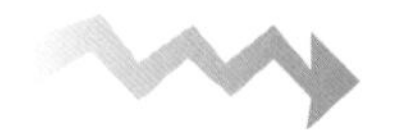

（一）口中進食功能量表（Functional Oral Intake Scale, FOIS）

1. 無任何口中進食。
2. 依靠胃管，但有少量或不一致的口中進食。
3. 一致的口中進食及胃管，以提供足夠營養。
4. 只依靠單一質地（single consistency）的完全口中進食。
5. 完全口中進食：可擁有不同質地的食物，但需要特殊處理。
6. 完全口中進食：不需特殊處理，但須避免特定食物及液體。
7. 完全口中進食：無任何限制。

（二）食物種類等級（Food Hierarchy）

1. 第一級：碎冰塊（五毫升）。
2. 第二級：濃稠液體：果汁類濃度（五毫升）。
3. 第三級：濃稠液體：果汁類濃度（十毫升）。
4. 第四級：稀釋液體：水（五毫升）。
5. 第五級：稀釋液體：水（十毫升）。
6. 第六級：濃稠液體：優格類濃度（五毫升）。

7. 第七級：濃稠液體：優格類濃度（十毫升）。
8. 第八級：需咀嚼的較軟食物（需以舌頭來咀嚼的食物）。
9. 第九級：需咀嚼的較硬食物〔需要以牙齒咀嚼，如機械性軟食（Mechanical soft diet）〕。
10. 第十級：依病人偏好，病人應恢復以往一口進食數量，進食速度，以及一般進食數量。
11. 第十一級：強調任何病人需要避免進食的食物，或者教導病人在進食有困難的食物時，該如何調整進食方法。

（三）視覺模擬評分法（Visual Analogue Scale, VAS）

請病人對自己的吞嚥能力打分數，在直線上打分數，如：

完全不能吞＿＿＿＿＿＿＿＿＿＿＿＿＿＿＿＿＿＿＿＿完全可以吞

（四）嗆入／誤吸量表（Penetration-Aspiration Scale）

1. 食物沒有進入氣管。
2. 食物誤吸在聲帶上方，可以咳出。
3. 食物誤吸在聲帶上方，不可以咳出。
4. 食物在聲帶上，可以咳出。
5. 食物在聲帶上，不可以咳出。
6. 食物進入聲帶下，可以咳出。
7. 食物進入聲帶下，嘗試咳嗽但咳不出來（病人有感覺到食物在聲帶下）。

8. 食物進入聲帶下，沒有嘗試咳嗽（病人沒有感覺到食物在聲帶下，肺炎危險性很大）。

（五）吞嚥嚴重度評估表（Dysphagia Outcome Severity Scale, DOSS）

1. 第七級：所有情況吞嚥正常。
2. 第六級：偶而有一些不適。
3. 第五級：輕度吞嚥困難，要遠距離的監督，可能要限制一種食物。
4. 第四級：輕中度吞嚥困難，要間隔性的監督，要限制一種或二種食物。
5. 第三級：中度吞嚥困難，要完全性的監督，要利用吞嚥技巧或是限制二種或多種食物。
6. 第二級：中重度吞嚥困難，要完全性的監督，要完全利用吞嚥技巧，偶而可進口食。
7. 第一級：重度吞嚥困難，完全不可以進口食。

第3篇
成人個案研討

第6章

中風案例（CVA）

一、簡介

中風是因血流突然阻塞（阻斷），造成腦部缺乏賴以維生的養分及氧氣而導致腦細胞死亡。最常見的中風稱為局部缺血性中風，通常是由於脂肪堆積（凝塊斑）阻塞腦部血管（動脈），或因身體其他部位的血塊脫離小凝塊後，移動至腦部而使血流停止。另一種非常少見的中風是因血管破裂而導致腦部出血，稱為出血性中風。

二、常見中風引起的臨床症狀

意識功能和手腳運動機能發生障礙，如神智不清、認知功能減退、失語症、吞嚥困難，與單邊手腳肌肉無力所引起的運動障礙。

三、常見的中風引起的吞嚥障礙現象

流口水或進食時食物從口腔流出，食物殘留在口腔肌肉，單邊的面頰肌肉無力，食用液體容易嗆到，或無法咀嚼固體食物。

四、常見的中風引起的吞嚥障礙病理

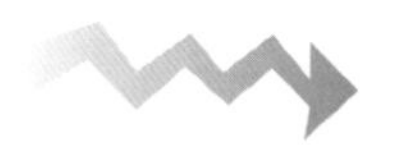

（一）口腔與咽喉肌肉無力

因中風引起身體單邊肌肉無力的現象，亦會減弱單邊口腔肌肉的力量，進而影響病患食用固體食物的機能，減弱傳送食糜團力度；單邊無力的咽喉肌會減緩吞嚥時咽喉部的提升，導致食物殘留口腔或喉嚨所引起的嗆反應；單邊無力的聲門，無法有效咳出誤入聲門上或氣管的食物，則會增加吸入性肺炎的危險性。

（二）口腔感覺失調

主要爲口腔內的感覺減退，病患無法有效感覺食物的存在而刺激吞嚥反應。

（三）呼吸與吞嚥的協調障礙

中風病患常見呼吸淺，有時無法在吞嚥過程中完全閉氣，呼吸與吞嚥的協調功能較差，容易引起嗆反應。

五、治療方針

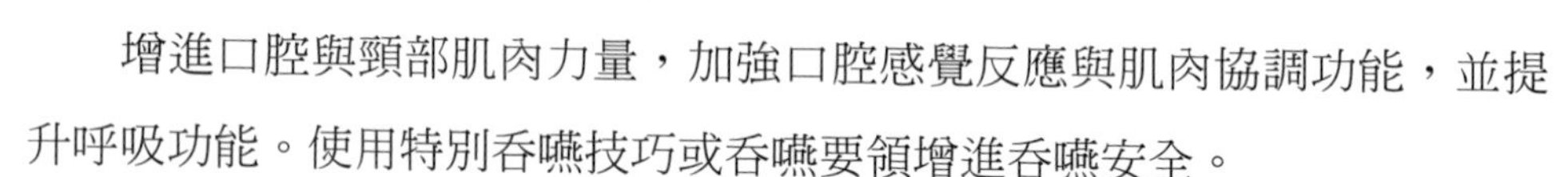

增進口腔與頸部肌肉力量，加強口腔感覺反應與肌肉協調功能，並提升呼吸功能。使用特別吞嚥技巧或吞嚥要領增進吞嚥安全。

六、個案研討

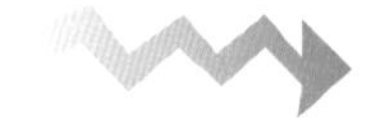

個案一　江先生

（一）病史

七十八歲的江先生與子女同住，因腦溢血中風入院，住院期間曾因心肺功能問題而使用三天的呼吸器。整體而言，江先生的神智清楚，但左側顏面肌肉下垂，口水從左嘴角流出，喜歡躺在床上吃東西，吞嚥時常咳嗽，吞嚥後常有食物殘留在口腔。用餐後餐盤左邊常剩許多未曾動過的食物。病情穩定後，醫師將江先生轉介至語言治療科進行吞嚥評估治療。

（二）吞嚥評估

中度口腔期吞嚥障礙：左邊顏面、唇部、下頜與舌頭的肌肉無力，且口腔肌肉運作的協調度差。口腔感覺靈敏度差，無法感覺吞嚥後顯著殘留在左側口腔內的食物。

可能中度咽喉期吞嚥障礙：咽喉上提無力，聲門緊閉力量不足，且肺活量差。呼吸與吞嚥協調度差，吞嚥後聲音有濁水聲，可能有食物殘留在咽喉部；但用力咳嗽仍可有效的清喉嚨。用餐時不良的姿勢進一步妨礙吞嚥安全。

提示：

在做床邊吞嚥評估時，只能由病人的吞嚥情形來測試口腔期吞嚥障礙，並且懷疑（suspect）是咽喉期的吞嚥障礙。必須要做吞鋇吞嚥測試（Modified Barium Swallow Study），才可確定是咽喉期的吞嚥障礙。

（三）重點討論

1. 左邊嘴角流口水的現象，與左邊口腔肌肉無力和感覺敏銳度降低有關，因為左邊口腔肌肉無法有效的將口水含在口腔中而流出，因此增加口腔肌肉力量爲治療的重點之一。
2. 江先生在咽喉期吞嚥時會嗆到的主要原因，可能是左邊咽喉的肌肉無力且感覺遲鈍外，直接減弱聲門閉合度並造成咽喉上提無力，影響吞嚥時呼吸道的保護機制。因此，增加吞嚥時呼吸道的保護機制爲治療要點。由於懷疑江先生有咽喉期吞嚥障礙，可考慮做吞鋇吞嚥測試。確認吞嚥的障礙，以及吞嚥治療方案設定。
3. 江先生爲右腦中風引起左側肌肉無力現象，忽略左側的感覺或人事物屬常見現象。因此江先生用餐時，常忽略或無法注意到放在左邊的食物沒吃，或用餐後不自覺左側的口腔塞滿未吞下的食物，是右腦中風的現象。不幸中的大幸乃左腦的語言區並未受損，因此語言溝通理解能力得以保全，但仍應觀察江先生的記憶力、認知能力與情緒穩定狀態，以便擬定恰當的治療方針。

（四）治療方針

1. 建議食物：剁碎的食物與增稠的飲料。
2. 增強左邊顏面及口腔與舌頭的肌肉力量：著重左臉肌肉按摩與舌頭

運動。

3. 增加口腔與咽喉的感覺反應：深層咽肌神經刺激療法（Deep Pharyngeal Neuromuscular Stimulation）（請見本書89頁）。
4. 增進呼吸道保護：增進左邊咽喉上提的力量，增強左邊聲門緊閉力量並訓練肺活量。
5. 吞嚥技巧訓練
   (1) 吞嚥時姿勢要坐直。
   (2) 小口餵食，餵食時用湯匙用力壓一下舌根，以刺激吞嚥反射。
   (3) 要求病患低頭用力吞，以保護呼吸道。
   (4) 吞後，如果聲音有濁水聲，咳嗽一下，用咳嗽將聲門上的殘留物咳出來，以免進入氣管。
   (5) 交替固體與液體食物，以清除口腔內殘餘的固體食物。
   (6) 交替冷熱食物來刺激吞嚥的反應。
6. 增進病患對左側的認知敏感度，如用餐時提醒病患注意左邊的餐盤仍有食物，並清除左邊口腔的殘餘食物。
7. 病患家屬訓練並提供居家治療運動手冊。

（五）治療成效

經三個月，每週兩次的語言治療後，江先生在家人的協助下，能順利的用餐，吃飯時也不會因食物嗆住而咳嗽。

個案二　張太太

（一）病史

張太太今年六十五歲，一天與先生發生嚴重的口角衝突後，突然出現嚴重頭痛並昏迷不醒，馬上送醫急救。經檢查發現腦部的蜘蛛網出血，緊急開刀手術後，病情得以穩定。整體而言，手術過後第二天，張太太的神智清楚但情緒仍不穩定，右側顏面肌肉鬆軟無力，有輕微的流口水現象，無法咀嚼固體食物，喝水時常常嗆到，聲音沙啞。張太太非常厭惡鼻飼管，趁醫護人員不注意時將鼻飼管拔出，更拒絕醫護人員將鼻飼管重新插回。醫師隨即將張太太轉介至語言治療科進行吞嚥評估治療。

（二）吞嚥評估

輕度口腔期吞嚥障礙：右邊顏面、唇部、下頷與舌頭的肌肉無力，無法有效咀嚼和傳送食糜團至咽喉。

可能中度咽喉期吞嚥障礙：咽喉上提無力，聲門緊閉力量不足，吞嚥時會咳嗽，吞嚥後聲音有濁水聲，可能有食物殘留在咽喉部。

（三）重點討論

1. 當病患將鼻飼管拔出後，醫護人員首先面對的問題是餵藥與營養供給的問題。倘若病患能安全飲食就不需將鼻飼管插回；如果病患有吞嚥方面的障礙又拒絕使用鼻飼管，則吞嚥評估與治療就非常重要。尤其是吞鋇吞嚥測試要確定：a. 什麼食物是最安全的食物；b.

利用什麼呑嚥方法是最合適的；c. 食物是否會進入氣管？何時進入氣管？做完呑鋇呑嚥測試後，可以設定呑嚥治療的要點來促進飲食安全。

2. 無法呑嚥固體食物與水的現象，必須以調整食物質地與液體的濃稠度與使用呑嚥技巧，以促進飲食安全與兼顧營養狀況。
3. 右邊嘴角流口水與無法咀嚼固體食物的現象，乃因右邊口腔肌肉無力引起。因此增加口腔肌肉力量為治療的重點之一。
4. 張太太在咽喉期呑嚥時會嗆到的主要原因，可能是右邊咽喉的肌肉無力，直接減弱聲門閉合度並造成咽喉上提無力，影響呑嚥時呼吸道的保護機制。聲音沙啞，可能因劇烈爭吵或手術期間使用呼吸器引起聲門的損傷；因此，增加呑嚥時呼吸道的保護機制為治療要點。
5. 張太太的情緒狀態對呑嚥安全與腦部手術後的復原有相當的影響。如何協助病患情緒穩定，也應列入治療時的考量。

（四）治療方針

1. 建議飲食：先引進泥糊狀的食物與濃稠的液體；之後按病患呑嚥功能恢復的狀況來提升食物的口感與降低液體的濃稠度。
2. 增強右邊顏面及口腔與舌頭的肌肉力量：著重右臉肌肉按摩與舌頭運動。
3. 增加咽喉的感覺反應：深層咽肌神經刺激療法（DPNS）。
4. 增進呼吸道保護：增進右邊咽喉上提的力量，增強右邊聲門緊閉力量並訓練肺活量。

5. 吞嚥技巧訓練

(1) 要求病患低頭用力吞，以保護呼吸道。

(2) 吞後咳嗽，再吞一次以清喉嚨。

(3) 將藥劑磨碎與泥狀食物混合後再餵食。

6. 病患的情緒問題可轉介社工或心理諮商來處理。

7. 病患家屬訓練並提供居家治療運動手冊。

（五）治療成效

在住院期間，張太太經長達兩週每天一次密集的吞嚥治療，已能恢復吞嚥功能並順利的食用正常餐。

個案三　高先生

（一）病史

高先生今年六十八歲，因心肌梗塞引起心藏病發作昏迷不醒；馬上送醫急救，經緊急心導管開刀手術，病情得以穩定。但手術後第三天卻意外的嚴重中風，醫師研判，可能與開心臟手術時，局部血塊順著血管流至腦部而引進中風。整體而言，高先生在手術過後第二天，神智清楚但呼吸狀況不穩定仍須使用氧氣面罩；中風之後，高先生因中風引起的失語症，喪失溝通能力。人雖清醒，但對人事的認知能力明顯不足，能聽懂一些簡單的指令。無法使用假牙，只能依賴鼻飼管進食；醫師有意爲高先生安裝胃管，但因高先生的家屬仍希望餵高先生吃點東西。醫師將高先生轉介至語言治療科進行吞嚥評估治療。

（二）吞嚥評估

中度口腔期吞嚥障礙：整體顏面、唇部、下頷與舌頭的肌肉無力，無法有效咀嚼和傳送食糜團至咽喉。

可能重度咽喉期吞嚥障礙：咽喉上提無力，聲門緊閉力量不足，呼吸與吞嚥的協調度差，吞嚥時會咳嗽，吞嚥後聲音有濁水聲，可能有食物殘留在咽喉部。

（三）重點討論

1. 對倚靠鼻飼管進食且認知功能因中風嚴重退化的吞嚥障礙病患，若家屬對安裝胃管有考量且執意要餵食，醫護人員首先面對的問題是餵藥與營養供給的問題，以及如何降低可能因吞嚥障礙引起的併發症，如吸入性肺炎。吞嚥評估與治療要點爲：評估病患的吞嚥與認知功能受損的狀態，思考透過調整食物質地與液體的濃稠度與使用吞嚥技巧，是否能促進飲食安全，病患能否透過口食獲得足夠的營養。建議做吞鋇吞嚥測試來確定咽喉期障礙，以及進口食的安全性。
2. 病患的心肺功能乃影響吞嚥與呼吸協調功能的關鍵，倘若病患在吞嚥時出現心跳速度增快與呼吸急促的現象，則必須愼重評估病患的吞嚥安全。

3. 高先生在咽喉期吞嚥時會嗆到的主要原因，是整體咽喉的肌肉無力，直接減弱聲門閉合度並造成咽喉上提無力，影響吞嚥時呼吸道的保護機制。加上心肺功能的受損，因此，增加吞嚥時呼吸道的保護機制爲治療要點。
4. 因病患的溝通與自我照顧能力明顯退化，必須依靠家人照顧。因此與病患家屬溝通成爲治療的重點。

（四）治療方針

1. 做完吞鋇吞嚥測試後，如果高先生可以進口食，則建議飲食：首先引進泥糊狀的食物與濃稠的液體；雖因病患無法使用假牙咀嚼，倘若病患的牙齦沒有萎縮且結實，可考量嘗試如小塊吐司麵包的軟食，之後按病患恢復的狀況來提升食物的口感與降低液體的濃稠度。
2. 依病患的心肺功能、心智狀況與吞嚥功能考量，病患不宜依靠口食爲其營養的主要管道，仍須安裝鼻管或胃管來確保營養獲取。但病患還是可以嘗一點食物來兼顧生活品質。
3. 治療項目：
   (1) 增加舌後根力量。
   (2) 聲門上提。
   (3) 聲門緊閉。
   (4) 吞嚥技巧訓練：
      a. 用餐時要坐直。

b. 要求病患低頭用力吞，以保護呼吸道。

c. 用湯匙小口餵食。

d. 吞後咳嗽，再吞一次以清喉嚨。

e. 用餐或鼻飼管、胃管餵後坐四十五分鐘後再躺臥。

f. 使用增稠劑來調整飲料的濃稠度。

4. 提供病患家屬正確的觀念：裝置胃管之後依舊可以口食，胃管能有效降低不良吞嚥功能引起吸入性肺炎的危險因子，卻無法降低胃酸逆流引起的吸入性肺炎，仍應注重胃酸逆流的防治，隨時保持口腔清潔是保健的關鍵。

5. 病患家屬訓練並提供居家治療運動手冊。

（五）治療成效

在住院期間，高先生安裝胃管，家屬亦學會胃管的技巧，高先生與其家屬經兩週每天一次密集的吞嚥治療與訓練，高先生在家屬的協助下能品嚐一些粥狀的食物與添加增稠劑的飲料，並配合胃管的使用獲得人體所需的養份，身體逐漸康復中。

七、個案練習

陳先生今年六十歲，有三次小中風、記憶力減退，有二次因有肺炎入院。這次是因爲右手腳麻木、口齒不清再次入院。電腦斷層掃瞄（CT scan）測出左側腦幹（brainstem）有小出血。病患的家人經常留在院中照顧病患。

吞嚥評估如下：口腔期吞嚥障礙：重度障礙：流口水、雙唇無力、吞後口腔有殘留物、舌頭運作力很弱。

咽喉期吞嚥障礙：可能有輕度吞嚥反射時間（二至五秒才有吞嚥反射），喝水時和喝完後會偶而咳嗽，咳嗽力微弱。

吞鋇測試：發現食物留在會厭谿與梨狀窩，病患需要經常提醒利用吞嚥技巧來減少食物入聲帶的危險性。

重點討論：目前病患靠打點滴，還未餵食，沒有低溫燒，此時你的臨床建議爲何？

1. 進口食，吃什麼食物？喝清水或是濃汁？
2. 不進口食，治療方案和目標？
3. 需要用什麼吞嚥技巧來進食？

請按吞嚥評估和重點討論，擬定您的吞嚥治療計畫。

第7章

帕金森氏症案例（Parkinson's）

一、簡介

帕金森氏症（Parkinson's Disease），也通稱爲巴金森氏症或柏金遜症。

帕金森氏症是一種慢性的中樞神經系統失調。它的病因目前仍不明，推測和大腦底部基底核（Basal Ganglia）以及黑質（Substantial Nigra）腦細胞快速退化，無法製造足夠的神經引導物質多巴胺（Dopamine）和膽鹼作用增強有關。腦內需要多巴胺來指揮肌肉的活動；缺乏足夠的多巴胺就會產生各種活動障礙。當黑質內之細胞喪失百分之八十時，病徵才會出現。帕金森氏症病患的多巴胺在腦的含量將不斷下降，使病情更加嚴重。

帕金森氏症臨床上有三個主要症狀：肌肉僵硬姿勢顫動、行動遲緩，有些則伴隨記憶與認知障礙，嚴重者會有睡眠障礙、憂鬱症、吞嚥與溝通困難。

二、常見的帕金森氏症引起的吞嚥障礙現象

常見現象爲流口水或嗆口水，進食時食物殘留在口腔無法完全吞嚥，食用液體容易嗆到，或無法咀嚼固體食物。

三、常見的帕金森氏症引起的吞嚥障礙病理

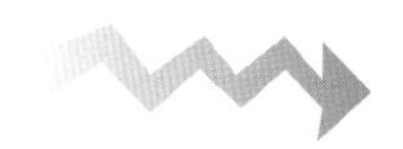

(一)口腔肌肉運動協調障礙

主要爲口腔肌肉運動協調障礙引起，依病患的病情而定，顫抖型(tremor)病患，可能因臉部肌肉如舌頭或下頷不自主抖動，引起咀嚼或口腔期吞嚥機能障礙；強直型(rigidity)病患，可能因頭頸部肌肉僵硬，引起口腔期或咽喉期吞嚥困難。

(二)口腔與咽喉肌肉無力

帕金森氏症常見的行動遲緩或不自主抖動的現象，亦會減弱口腔肌肉的力量：如咀嚼肌無力，影響病患食用固體食物的機能；舌根肌肉無力，或是舌後根強直或鼓起，或是舌頭從前面往後面推送能力差，不僅減弱傳送食糜團力度與咽喉肌提升無力，導致食物殘留口腔或喉嚨所引起的嗆反應；當聲門緊閉的力量減弱，無法有效咳出誤入氣管的食物，則會增加吸入性肺炎的危險性。

(三)口腔感覺失調

主要爲口腔內的感覺減退，病患無法有效感覺食物的存在而刺激吞嚥反應。口腔感覺失調，再加上不能適時的吞口水，造成口水往外流現象。

（四）呼吸與吞嚥的協調障礙

帕金森氏症病患常見呼吸較淺且短促，有時無法在吞嚥過程中完全閉氣，呼吸與吞嚥的協調功能較差，容易引起嗆反應。

（五）總結帕金森氏症引起的吞嚥障礙

臨床行爲可包括：

1. 口腔期吞嚥遲緩。
2. 舌後根鼓起。
3. 舌頭從前面往後移的力量減弱。
4. 流口水。
5. 舌頭抖動。
6. 一小口一小口吞嚥。
7. 食物掉到口外。
8. 咽喉期吞嚥反應慢。
9 吞嚥力量不足。
10.喉部上提不足。
11.食道上括約肌（Upper Esophageal Sphincter）功能不足。
12.在吞嚥當時和吞嚥後有食物進入聲門的危險性。

四、治療方針

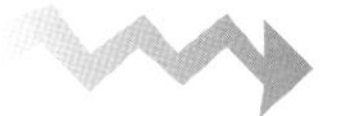

增進口腔與頸部肌肉力量，加強口腔感覺反應與肌肉協調功能，增加

咽喉提升的力量，聲門緊閉的力量，並提升呼吸功能。使用特別吞嚥技巧或吞嚥要領增進吞嚥安全。

吞嚥要領包括：

1. 吞嚥姿勢的改變，例如低下頭來吃東西，或是坐正六十至九十度才能吃東西，可適當利用枕頭放在背部後面，來改正坐姿。
2. 可調整吃的食物——可將食物的質感變成軟質或是打爛或是吃流質食物。
3. 可提醒病人慢慢吃，並且吞下去。
4. 可要求職能治療師（OT）提供有關幫助進食的工具，來保持病人自己可以餵自己吃東西。
5. 可請營養師提供高熱量營養的食物或點心，多次的進食或是容易用手拿的食物來增加卡路里的吸收，保持營養。

五、個案研討

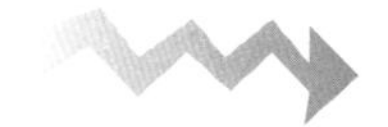

個案一　鄧先生

（一）病史

鄧先生今年七十九歲，患帕金森氏症十五年，手部常不自主抖動。最近開始出現流口水現象，有時會被自己的口水嗆到，吃東西時常將食物含在口腔，喝水時常會嗆到，吃東西時有時會睡著。身體平衡變差且常伴隨不自主的動作，時常跌倒，精神狀況亦出現反應遲緩和輕度癡呆現象。最近因吸入性肺炎入院，剛復原出院回家，所以醫生將鄧先生轉介至語言治療科進行語言與吞嚥評估與治療。

（二）吞嚥評估

中度口腔期吞嚥障礙：顏面、唇部、下頜與舌頭的肌肉無力，且口腔肌肉運作的協調度差，口腔感覺靈敏度差，將食物含在口中，並有反覆吞嚥動作。吞嚥後有顯著的食物殘留在口中，不自主動作亦妨礙吞嚥功能。

可能中度咽喉期吞嚥障礙：咽喉期的吞嚥反應遲緩約十至十五秒鐘。喉頭上提無力，聲門緊閉力量不足，且肺活量差，呼吸與吞嚥協調度差，病患的精神狀況會影響吞嚥安全。

（三）重點討論

1. 流口水與被自己的口水嗆到，與口腔肌肉無力和感覺敏銳度降低有關。因爲口腔肌肉無法有效的將口水含在口腔中而流出，同時也因口腔的感覺遲鈍。鄧先生無法感覺口腔內有口水的存在，而啓動吞嚥反應來吞口水；接著殘留口腔未流出的口水會隨地心引力而流入咽喉。鄧先生因咽喉部的感覺遲鈍，未能及時啓動吞嚥反應而嗆到口水，因此增加口腔肌肉力量與感覺的靈敏度爲治療的重點之一。
2. 鄧先生在咽喉期吞嚥時會嗆到的原因除咽喉的感覺遲鈍外，聲門閉合度差，以及呼吸與吞嚥的協調度差，與咽喉上提無力，皆影響吞嚥時呼吸道的保護機制。因此，增加吞嚥時呼吸道的保護機制爲治療要點。
3. 鄧先生頭頸部與身體不自主動作亦妨礙吞嚥功能，但不自主的運動並非完全無法控制。當鄧先生服用藥物後一至兩小時內，不自主的動作有顯著改善，而不自主的動作常與鄧先生身體的姿勢有關，若能改善姿勢與注意服用藥物後的有效期，可降低吞嚥功能的障礙因素。

4. 鄧先生的精神狀況可能會影響吞嚥安全，並降低他的學習能力與治療成效，因此家人與看護者的訓練成爲治療成功的關鍵。

（四）治療方針

1. 建議食物：小塊的軟食與一般飲料。
2. 增強顏面及口腔與舌頭的肌肉力量：口腔肌肉按摩與舌頭運動。
3. 增加口腔與咽喉的感覺反應：深層咽肌神經刺激療法（DPNS）。
4. 增進呼吸道保護：增進喉頭上提的力量，增強聲門緊閉並訓練肺活量。
5. 吞嚥技巧訓練
   (1) 吞嚥時先穩定病患的坐姿，以減少不自主動作。
   (2) 小口餵食，餵食時用湯匙用力壓一下舌根，以刺激吞嚥反射。
   (3) 要求病患低頭用力吞，以保護呼吸道。
   (4) 吞後咳嗽再吞一次以清喉嚨。
   (5) 交替固體與液體食物，以清除口腔內殘餘的固體食物。
   (6) 或交替冷熱食物來刺激吞嚥的反應。
6. 盡量在病患神智較清醒與藥物有效期內用餐。
7. 病患家屬訓練並提供居家治療運動手冊。

（五）治療成效

經三個月每週兩次的語言治療，鄧先生在家人的協助下，能順利的用餐。治療期間吸入性肺炎未曾復發。

個案二　高太太

（一）病史

高太太今年六十九歲，患帕金森氏症十年，身體常不自主抖動。最近抱怨早起時無法吞藥，所以醫生將高太太轉介至語言治療科，進行改良式吞鋇吞嚥檢查與治療。

（二）改良式吞鋇吞嚥檢查

輕度口腔期吞嚥障礙：口乾舌燥，舌後根的肌肉無力，吞嚥後有少量的食物殘留在口中。不自主動作亦妨礙吞嚥功能。

輕度咽喉期吞嚥障礙：咽喉上提無力，聲門緊閉力量不足，肺活量略差。

（三）重點討論

1. 高太太早起時用藥困難與藥物的有效期有直接相關。因一夜睡醒之後，睡前服用藥物的有效期已經過了。在無藥物控制不自主運動的階段，如何有效增進吞嚥安全爲治療重點。

2. 高太太早上所服用的藥劑屬較大型的藥片，較不易吞。可洽詢藥劑師藥片是否適合磨碎或切成小片服用。
3. 口乾舌燥必然減低舌頭傳送食物的效能，應予以適當改善。
4. 舌根無力會直接減弱傳送食物至咽喉的正壓力，與減少咽喉上提的力量，因此增加舌根肌肉力量為治療的重點之一。
5. 高太太在咽喉期吞嚥時會嗆到的原因，是聲門閉合度差與咽喉上提無力，而減弱吞嚥時呼吸道的保護機制。因此，增加吞嚥時呼吸道的保護機制為治療要點。

（四）治療方針

1. 建議食物：正常餐點與飲料。
2. 增強舌根的肌肉力量：舌根運動。
3. 增進呼吸道保護：增進咽喉上提的力量，增強聲門緊閉與肺活量訓練。
4. 吞嚥技巧訓練
   (1) 吞嚥時先穩定病患的坐姿，以減少不自主動作。
   (2) 吃藥前先喝水滋潤口腔與咽喉。
   (3) 將藥片磨碎，與液體或泥狀食品混合服用。
   (4) 要求病患低頭用力吞，以保護呼吸道。
   (5) 交替固體與液體食物，以清除口腔與咽喉內殘餘的固體食物。
5. 提供居家治療運動手冊。

（五）治療成效

經兩週兩次的語言治療，高太太能順利的在早晨服藥，明顯改善吞嚥功能，並快樂的與夫婿到歐洲遊玩。

六、個案練習

（一）病史

王先生今年八十歲，患帕金森氏症已有十年。去年因肺部感染住院二次。今年二月份因爲發高燒到華氏一百零二度（攝氏三十八點九度）、脫水和嘔吐體弱再次入院。

（二）吞嚥評估

口腔期吞嚥障礙：重度障礙：流口水、雙唇無力、吞嚥後口腔有殘留物。

咽喉期吞嚥障礙：可能有重度吞嚥反射時間（六至八秒才有吞嚥反射），喝水時和喝完後會咳嗽，咳嗽力弱。

（三）重點討論

帕金森氏症是進行式的疾病，病情會隨時間愈來愈嚴重。治療的重點爲：

1. 加強聲門緊閉度，防止食物進到肺部。

2. 喝水後喉嚨有水聲，表示水進到咽喉上面，要清喉嚨，再吞一次。

3. 加強呼吸與吞嚥的協調和配合。

4. 每天都要做口腔舌頭抵抗運動，尤其是增強舌後根肌肉的運動。

5. 加強聲門提升運動。

（四）請按吞嚥評估與重點討論研擬王先生的吞嚥治療計畫

第 8 章

癌症病例（Cancer）

一、簡介

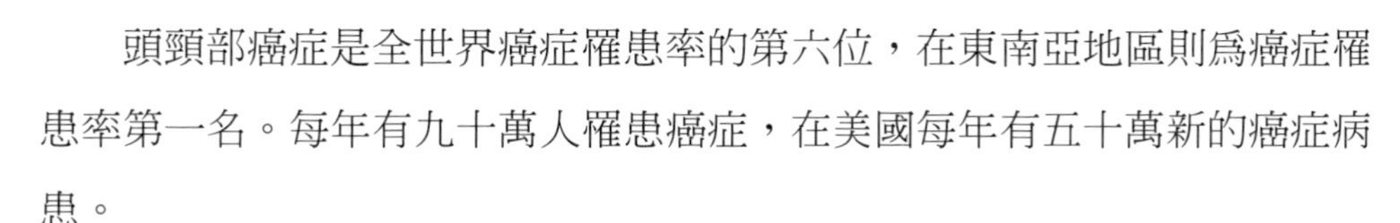

頭頸部癌症是全世界癌症罹患率的第六位，在東南亞地區則爲癌症罹患率第一名。每年有九十萬人罹患癌症，在美國每年有五十萬新的癌症病患。

（一）癌症產生的部位

一般正常的黏膜細胞在顯微鏡下是鱗片狀。大部分頭頸部癌症是從頭頸部的黏膜表面開始產生，例如：嘴、鼻、喉部的黏膜表面層。

1. 在口腔部位：最易產生癌症的部位是：嘴唇、舌前三分之二的部位，牙齦面頰黏膜，嘴中的表面硬齶。
2. 有許多唾液腺體靠近嘴中的表面層和下頜骨部位，也容易產生癌症。
3. 另外，在靠近鼻孔、鼻翼空隙部位也容易有癌症的發生。
4. 在咽、喉和在脖子上的淋巴結部位也易產生癌症。

（二）癌症產生的機率

一般來說，頭頸部癌症是全世界癌症罹患率的第六位，每年有九十萬人罹患癌症，在美國每年有五十萬新的癌症病患，而在東南亞地區，頭頸部癌症罹患率最高排名第一位。

（三）頭頸部癌症的診斷

一般來說，癌症的診斷要靠耳鼻喉專科醫生做頭部、頸部的檢查、驗血，靠CT、MRI、PET Scan，並且做切片檢查來判斷病患是否有頭頸癌的產生。

（四）治療的團隊

頭頸部癌症病患的治療團隊包括有：牙醫、營養師、頭頸部（surgeon）外科醫生、癌症醫生、口腔病理醫生、口腔外科醫生、耳鼻喉醫生、癌症護士、物理治療師、整型外科醫生（prosthodontist）、牙齒整型醫生、放射科化療醫生、社工人員和語言治療師。

（五）誰會患頭頸部癌症呢？（危險因素）

產生頭頸部癌症的危險因素如下：

一般來說抽菸、喝酒、人體病毒的感染、第二手吸菸者，或是在家族病史中有基因的產生，這些都可以促使癌症的發生。

在頭頸部癌症的病患中，有一大部分的人承認他們有喝酒和抽菸的習慣，尤其是如果一個人有每天喝酒超過五杯以上，有很高的機會產生口腔癌症。

（六）頭頸部癌症的一般臨床發病症狀

在癌症的產生早期，有一些下列臨床的症狀產生：

1. 頸上有腫塊：

通常來說，頸上的腫瘤是從淋巴結開始，如果自我體檢時，發現頸上有腫塊超過兩星期以上還未消失時，此時就該馬上去看醫生做檢查，一般來說，腫塊摸起來是沒有疼痛的感覺。

2. 聲音開始有嘶啞現象：

聲音的好壞是反應人體是否正常的先期表徵，如果聲音突然有嘶啞現象，而且嘶啞音超過兩星期以上，此時應馬上去檢查，查出原因。

3. 在嘴中有長東西：

嘴中通常有一些細菌囤積，如果嘴中開始有腫脹潰瘍、長些東西、白點，一般來說不會痛，但是又不會消失，此時要找專業醫生檢查。

4. 出血現象：

如果腫瘤是長在嘴中、鼻腔、喉部或是肺部，此時病患可能會咳血、吐血現象，可達二至三天時間，此時應馬上就醫。

5. 吞嚥有困難：

如果癌症發病部位是在喉頭和食道，那麼病患會有吞嚥方面的障礙。

6. 皮膚表面有變化：

   頭頸部癌症發生部位是在皮膚上的表皮細胞（Basal cell），通常發病部位是在前額頭、臉或耳朵部位，因爲此些部位是容易受到太陽的照射部位。

7. 經常性的耳痛：

   當一個人在吞嚥的時候，在耳朵附近有經常性的疼痛現象，此時應就醫檢查。很可能腫瘤壓到舌咽神經，而放射到耳朵附近。

8. 其他臨床症狀包括牙齦有變化、假牙戴不上去，或是味覺喪失，或是鼻腔中老是感染，呼吸有臭味、不能呼吸，有這些症狀發生後，應就醫檢查。

二、頭頸部癌症治療方法

一般頭頸部癌症治療的方式爲手術，切除在口腔、咽部、喉部部位的腫瘤，另外如果癌症牽涉到淋巴結上，那麼外科醫生要做改良式的頸部切除淋巴結的手術（Modified Radical Neck Dissection）。

除了做手術之後，也可以配合手術後的放射線治療與化學藥物治療。

（一）手術治療（Surgical Treatment）

手術治療切除頭頸部腫瘤後，手術部位的傷口可能會出現肌肉組織硬化，結疤或水腫的副作用，可能會引起以下的吞嚥困難：

1. 減少口腔肌肉控制食物的力量與咀嚼能力。
2. 口腔感覺遲緩。

3. 食物從鼻孔流出。

4. 降低喉頭上提的能力與幅度。

5. 減低聲門緊閉的能力。

（二）放射線治療（Radiation Treatment）

放射線治療頭頸部腫瘤可能對吞嚥功能造成的負面影響有：

1. 減低頭頸部肌肉的靈活度與柔軟度。

2. 降低舌頭的力量與協調度。

3. 降低舌後根的力量。

4. 降低喉頭與咽喉部上提的力量。

5. 減低聲門緊閉的力量。

放射線治療有時會在短時間內或長時間後出現以下的副作用：

1. 口腔黏膜發炎。

2. 肌肉組織水腫。

3. 肌肉與軟骨組織纖維化。

4. 唾液腺體損毀，造成唾液分泌不足的乾口症。

5. 口腔的味覺改變，讓人食不知味。

（三）化學藥物治療（Chemotherapy）

化學藥物治療腫瘤可能對吞嚥功能引起的負面影響有：

1. 減低頭頸部肌肉的靈活度與柔軟度。

2. 降低舌頭的力量與協調度。

3. 降低舌後根的力量。
4. 降低喉頭與咽喉部上提的力量。
5. 減低聲門緊閉的力量。

三、治療挑戰

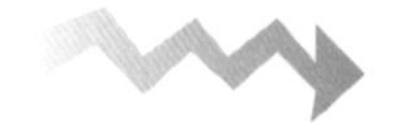

在臨床上，治療頭頸部癌症病患吞嚥困難的最大挑戰，主要爲應付手術與放射線治療後可能引起的副作用，例如口腔黏膜發炎、乾口症與頭頸部肌肉纖維化。

（一）口腔黏膜發炎

口腔黏膜發炎乃指，口腔的黏膜出現小白點或紅腫疼痛的現象，嚴重者可能會出現潰瘍甚至潰爛的情況。一般會引起吞嚥食物的疼痛與不適，當口腔黏膜發炎時，患者會對刺激性的食物與溫度有相當敏感的反應。

一般因應對策如下：

1. 避免口腔刺激物：如菸、酒及辛辣的食物。
2. 使用含有消炎配方的漱口水與牙膏。
3. 醫師處方的消炎止痛藥。
4. 若情況嚴重，可考慮短期使用鼻飼管餵食以獲得足夠的水份與營養。

（二）乾口症（Xerostomia）

放射線治療可能會影響或毀損唾液腺體，減少口水的分泌量或改變口水的成份；當唾液中的酶喪失，則會造成吞嚥咀嚼的困難，以及牙齒的損傷，如蛀牙。

一般因應對策如下：

1. 利用人工唾液保持口腔的溼潤度。
2. 避免使用含有酒精成份的產品。
3. 使用藥物如：
   (1) Amifostine，減少乾口症。
   (2) Pilocarpine（Salagen），增加唾棄分泌，或用Biotene口香糖。
4. 使用相關產品：在藥局可買到的下列產品：Mouth Kote、Stoppers4、Salivart、Oasis、Biotene、Aloe drops candies。

（三）肌肉纖維化（fibrosis）

肌肉纖維化的形成是在放射線治療的過程中，肌肉的小血管被破壞，原本的肌肉組織變成結締組織造成肌肉纖維化，因此降低肌肉的柔軟度，且很容易受傷。

放射線治療後所引起的相關併發症，並不一定會馬上發作，快者可能在開始接受放射線治療的數週內出現副作用，慢者可能在完成放射線治療的數十年之後才發生病變。因此建議頭頸部癌症病患早期養成每天做頭頸部與口腔運動的習慣，來減輕或防止肌肉纖維化的惡化。

一般頭頸部肌肉纖維化對吞嚥功能所引起的影響如下：

1. 口腔不易張開，無法將食物放入口中，影響咀嚼。
2. 咽喉與食道硬化變狹窄，導致食物不易通過，造成吞嚥困難。

3. 會厭軟骨硬化，容易將食物卡在咽部。

4. 降低咽喉的上提。

5. 食物容易殘留在咽喉部的小夾縫中，不易咳出。

6. 咽部的敏感度降低。

一般因應對策主要為：

1. 頭頸部按摩。

2. 頭頸部伸展放鬆運動。

3. 淋巴引流治療（Lymphedema management）（通常在此方面受過專業訓練的物理治療師或職能治療師可提供）。

4. 針炙、按摩、指壓。

四、頭頸部癌症治療原則

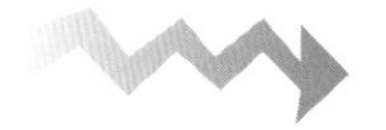

1. 頭頸部癌症病患在早期接受癌症治療時，無論是手術或放射線治療或合併化學藥物治療，若能愈早接受語言治療師的諮商與治療，可有效減輕並防治吞嚥障礙。

2. 以吞鋇吞嚥檢查來追蹤吞嚥功能在手術前、手術後與接受吞嚥治療後的吞嚥功能變化。最好在手術前或在手術後兩個星期內接受吞鋇吞嚥測試。

3. 如果有淋巴紅腫現象，或頭頸部肌肉纖維化，引起的頭頸部水腫或硬化的現象，可建議病患接受淋巴引流治療。

4. 耳鼻喉外科醫生開刀後，復診評估後，得到醫生同意可以開始吞嚥治療。

5. 如有需要，由耳鼻喉外科醫生評估食道擴充術（dilatation）的可能性。有時病患要經過二、三次的食道擴充術後，再配合吞嚥治療，才達到可以完全進食，而不用胃管餵的程度。
6. 配合針灸、按摩、指壓或中藥治療。

五、吞嚥治療重點如下

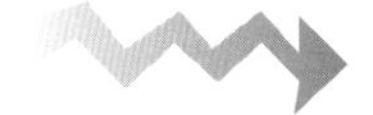

1. 頭頸部增加活動度，減少硬度（頭頸部放鬆運動）。
2. 舌後根運動。
3. 咽喉上提運動。
4. 聲門緊閉運動。
5. 吞嚥方法（低頭吞、抬頭吞、轉頭吞）。
6. 密集治療：一星期二至三次。
7. 每天在家做指示的運動。

六、個案研討

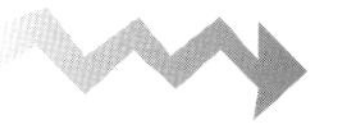

個案一 李先生（舌癌）

（一）病史

李先生今年七十歲，爲舌癌初期患者，一人獨居。經外科手術切除左側四分之一舌部和放射線治療後六個月，癌症病情已獲控制。常感口乾舌燥，食不知味，用餐時倍感吃力且無法吃硬食。喝水時常嗆到，喜歡邊看電視邊吃東西，狼吞虎嚥，經耳鼻喉科醫生轉介至語言治療科進行吞嚥評估治療。

（二）吞嚥評估

中度口腔期吞嚥障礙：唾液分泌不足，味覺受損，左邊舌頭的肌肉僵硬，舌頭的靈活度差，舌頭上提無力，且下頜只有兩指的寬度。口腔肌肉運作的協調度差，左邊口腔感覺靈敏度差，無法感覺吞嚥後顯著殘留在左側口腔內的食物。

輕度咽喉期吞嚥障礙：咽喉部肌肉僵硬，局部咽喉上提，吞嚥後聲音偶有濁水聲，但用力咳嗽仍可有效的清喉嚨。

（三）重點討論

1. 口乾舌燥與食不知味是放射線治療後，唾腺與味蕾受損所致，通常味覺會在放射線治療結束後慢慢恢復。但有唾液分泌減少或變稠的問題，則須倚靠人工唾液或口腔潤滑劑來減輕不適。
2. 口腔手術過後，傷口附近的肌肉組織因結疤而變硬，放射線治療使肌肉纖維化與水腫的現象更加惡化，因此增進僵硬肌肉的柔軟度與彈性為治療重點。可轉介職能治療師進行淋巴引流治療，以減輕水腫與肌肉纖維化的現象。
3. 下頜張開度有限，左邊口腔肌肉僵硬無力，和口腔感覺敏銳度降低，影響整體口腔運作的功能。因此增加口腔肌肉的靈活度、張開度與力量，為治療的重點之一。
4. 咽喉部肌肉僵硬妨礙咽喉上提，是放射線治療後引起頸部肌肉纖維化與水腫的現象，影響吞嚥時呼吸道的保護機制。因此，增加吞嚥時呼吸道的保護機制爲治療要點。

5. 吃東西時看電視，頭部略往上提正好將氣管在咽喉部的入口張開，如此不良姿勢嚴重妨礙咽喉期吞嚥安全；狼吞虎嚥的進食方式更增加嗆到食物的機會。

（四）治療方針

1. 建議飲食：柔軟溼潤的軟食，濃度略稠的飲料。
2. 增強下頷張開度與左邊舌頭的肌肉力量與靈活度：著重下頷關節與舌部按摩。以增加口腔運作的靈活度，舌頭與下頷運動。
3. 增加口腔與咽喉的感覺反應：深層咽肌神經刺激療法（DPNS）。
4. 增進呼吸道保護：增進咽喉上提的力量與聲門緊閉的力量。
5. 吞嚥技巧訓練
   (1) 吞嚥時姿勢要坐直。
   (2) 小口進食。
   (3) 細嚼慢嚥。
   (4) 要求病患低頭用力吞，以保護呼吸道。
   (5) 吞後咳嗽，再吞一次以清喉嚨。
   (6) 交替固體與液體食物，以清除口腔內殘餘的固體食物。
6. 提供居家治療運動手冊。

（五）治療成效

李先生相當認眞配合治療師所擬定的治療計畫，每天花一到兩個小時完成居家治療運動手冊內的功課。經一個半月每週兩次的語言治療，李先生已能順利的用餐，有時亦享受與朋友外出用餐的樂趣。

個案二　李太太（下頷癌）

（一）病史

李太太今年四十歲，因爲牙痛已有三天，去看牙醫，發現下口中有紅腫現象。牙醫給了一個星期抗生素，但吃了一星期仍未有效果。去切片檢查，發現有腫瘤長在右下頷，立刻做手術切除腫瘤，並做放射性治療，並且開了胃管進食。病患經醫生轉介到語言治療門診進行吞嚥評估。

（二）吞嚥評估

口腔期吞嚥障礙：重度障礙：流口水、雙唇無力、吞嚥後口腔有殘留物，舌頭紅腫、口腔內部與舌上有紅點。

咽喉期吞嚥障礙：可能有輕度吞嚥反射時間（二至五秒才有吞嚥反射），喝水時和喝完後不會咳嗽，咳嗽力正常。

目前病患靠胃管進食，沒有低溫燒，痰很多並且相當濃稠。

（三）重點討論

1. 考量放射性治療後可能的副作用：
   (1) 口水減少或成乾口症。
   (2) 肌肉纖維化，肌肉變硬，尤其是舌頭、脖子，造成吞嚥困難，舌頭僵硬不靈活，咽喉肌不能往上提，會厭軟骨變形，並且與舌後根黏在一起，聲門緊閉度不夠，食物掉到氣管，造成吸入性肺炎。
   (3) 肌肉纖維化程度和何時開始，因人而異，時間的發生也不一定。
2. 改善肌肉纖維化的副作用。要愈早做淋巴引流治療和頭頸伸展運動與按摩，舌頭、口腔、面頰也要做按摩運動。
3. 協助病患克服心理障礙。有時病患會有舌頭痛，吞口水也會痛的現象，而不喜歡進口食。此時一定要克服難關，請醫生開止痛藥，一定要做吞冰塊的運動，否則等到喉肌肉萎縮後就很難治療。

（四）治療方針

1. 頸部肌肉組織僵硬：頸部與喉部按摩，減少纖維化，增加頭頸活動範圍。
2. 咽部上提無力：頭提升運動（Shaker Exercise）。
3. 流口水：要做雙唇緊閉運動、舌後根運動與吞嚥運動。
4. 若咽喉或食道緊閉：食道擴張手術（Esophageal Dilatation）和電流刺激治療法。

（五）治療成效

經過三個月密集含電流刺激治療的吞嚥治療，在治療期間，李太太同時接受淋巴引流治療與一次耳鼻喉外科醫師進行的食道擴張手術。目前，李太太已經能享受正常餐。

個案三 鄧先生（喉頭癌）

（一）病史

鄧先生在去年九月份動手術將癌細胞割除，做完手術後，做了吞鋇測試（MBS），的結果是喝水會進到氣管，暫時不能進口食，裝了胃管，在住院期間，接受吞嚥治療。吞嚥要領如下：頭轉到左邊吞冰塊反應不錯，有效減少抽吸的現象。出院後，醫生將鄧先生轉介到歐陽主任（語言治療室）做吞嚥治療。

（二）吞嚥評估

口腔期：口乾，有濃痰，咳不出來也吞不下去，給他一小塊冰塊放在口中，等冰塊融化後將之吞下去，約五秒後，他開始咳嗽並且聲音有水聲。

咽喉期：可能有輕度吞嚥反射時間（二至五秒才有吞嚥反射），要吞好幾次才吞下去，吃冰塊後會咳嗽，咳嗽力弱。左頸有傷口還未癒合，有血水流出。

由於病人前一次在別家醫院做MBS，報告書提到喝水會進到氣管，但在此報告中並沒有試吃其他食物，並且沒有利用補償方法來達到安全吞嚥的目的，歐陽主任建議再做一次MBS。

在十月份，歐陽主任親自做MBS。在做MBS之前，歐陽主任先給鄧先生冰塊，等冰塊融入口中吞下後，先將痰咳出來，查看他的聲音，有水聲時鼓勵他清喉嚨再吞一次。

1. 做MBS時，先給3cc冰塊，病人吞下後有咳嗽，聲門緊閉不好。
2. 再試3cc冰塊時，要病人低頭用力吞，然後馬上咳，因爲咳嗽力量不足，水還是進入聲門。
3. 試3cc冰塊，此時要病人提起聲門，停止呼吸，頭轉到左邊，用力吞冰塊，再咳嗽，結果水未進入聲門。
4. 做正面吞時，用3cc蘋果泥，要病人低頭並將頭轉到左邊，用力吞，然後馬上咳，食物只從右邊進入咽喉，有一部分食物卡在環狀肌（Cricopharyngeal Muscle）中，病人吞完後咳嗽，可以咳出部分食物。
5. 給病人3cc冰塊，用同樣方法吞下去，結果卡在環狀肌中部分食物可以減少。

（三）重點討論

MBS結論如下：

1. 病人不能進口食，有吸入性肺炎的危險性。
2. 主要問題如下：
   (1) 濃痰卡在喉部，阻礙吞嚥，必須要釋稀才可吐出。

(2) 聲門上提不夠。

(3) 聲門緊閉力量不足，無法將誤吸清出。

(4) 舌後根無力，要吞好幾次才可吞完。

3. 可以幫助病人安全吞嚥的方法：

(1) 要病人低頭，用力吞，然後馬上咳。

(2) 病人提起聲門，停止呼吸，頭轉到左邊，用力吞，再咳嗽。

(3) 要交替食物來減少殘留物。

4. 目前病人在左頸還有傷口，建議去看物理治療做傷口癒合治療。

5. 吞嚥治療每星期三次，四個星期後再做一次MBS。

（四）治療方針

1. 喉門按摩，減少纖維化。

2. 聲門緊閉和提升運動。

3. 舌後根運動，吞嚥運動。

4. 利用補償方法訓練病人吞冰塊：

(1) 要病人低頭，用力吞，然後馬上咳。

(2) 病人提起聲門，停止呼吸，頭轉到左邊，用力吞，再咳嗽。

(3) 要交替食物來減少殘留物。

5. 電流刺激吞嚥治療。

（五）治療成效

鄧先生做了四個星期吞嚥治療，再做一次MBS。

MBS的結果如下：

喝水時，必須要低頭，水才不會進入聲門，利用補償方法來吞嚥食物，病人可以吃固體和滑軟食物，舌後根力量有明顯進步。有誤吸時（penetration），病人也可以咳出來。

建議如下：

1. 開始進口食，每天三餐，每餐一碗食物（固體和滑軟食物）。
2. 在用餐以前將胃管暫停二個鐘頭，才有食慾。
3. 吃時要檢查聲音，有水聲時，清喉嚨再吞一次，喝水時要低頭。
4. 注意吃的量多寡，並且量體溫，是否有先期肺炎症狀。
5. 病人如果可以完全靠口吸取營養，可與醫生商量，減少胃管餵食，或者將胃管取出。

鄧先生目前己取出胃管，完全靠口食。

個案四 菲利（淋巴瘤）

（一）病史

菲利在十年前患有淋巴瘤，接受三星期放射療法，可以吃食物。但在去年十二月旅行回來後感冒，結果有肺炎，進醫院治療。在醫院中做MBS，有食物入氣管，裝了胃管。病人很沮喪，他的妹夫介紹他給歐陽主任接受吞嚥治療。

病人提到，由於口乾，他在一個月前開始喝熱茶，似乎沒問題，也沒有肺炎發生。

（二）吞嚥評估

口腔期：口乾，舌後根無力。一小塊冰塊放在口中，融化後吞下去，約五秒後，他開始咳，聲音有水聲，頸部很硬。

咽喉期：有輕度吞嚥反射時間遲緩（四秒後才有吞嚥反射），要吞好幾次才吞下去。吃冰塊後會咳嗽，咳嗽力弱。

建議做MBS以決定吞嚥治療方針。

MBS結果如下：

口腔期：口乾，舌後根無力。

咽喉期：有輕度吞嚥反射時間遲緩（四秒後才有吞嚥反射），在會厭谿與梨狀窩有殘留物，喝水有誤吸，聲門上提度不夠，吃糊狀物有停留在環狀肌處。

吞嚥技巧：利用交替食物法，吞兩次，再咳嗽可以減少殘留物。

（三）治療方針

1. 增加舌後根力量。
2. 增加聲門上提力量和程度。
3. 利用交替食物法，吞兩次，再咳嗽，可以減少殘留物來訓練吞嚥功能。
4. 電流刺激治療法。

（四）治療成效

病人接受十九次治療後，可以吃軟滑食物和喝水，他必須要用補償方法來吃才安全。三個月後再做一次MBS，結果十分良好，沒有食物進入肺部，目前病人完全靠口食，已停止使用胃管。

七、個案練習：貝先生（食道癌）

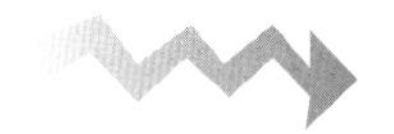

（一）病史

貝先生今年七十歲，患有食道癌，切除了一半食道，做了人工食道。每次吃飯時和吃完後都會咳嗽。喉頭中經常有水聲。病患在做完人工食道手術後就開始進口食，但體重一直下降。

（二）吞嚥評估

口腔期吞嚥障礙：輕度障礙：可以咬一般食物，雙唇無力，舌後根無力。

咽喉期吞嚥障礙：可能有輕度吞嚥反射時間（二至五秒才有吞嚥反射），水時和喝完後會咳嗽，咳嗽力微弱。

目前病患靠胃管進食，也食用部分軟質食物，無低溫燒。

（三）重點討論

目前病患靠胃管進食，也吃一部分軟質食物，無低溫燒。您會作出以下何種建議？

1. 進口食，吃什麼食物？喝清水或是濃汁？
2. 不進口食，治療方案和目標？
3. 需要做吞鋇測試嗎？爲什麼要做？做吞鋇測試可得到哪些訊息？
4. 如何調整胃食和口食？

（四）針對貝先生的病史與吞嚥評估，請擬定您的吞嚥治療計畫

第9章

漸凍人病例（ALS）

一、簡介

肌萎縮性側索硬化症（Amyotrophie Lateral Sclerosis, ALS），俗稱漸凍人，是牽涉到上下運動神經原，而且是進行式的退化疾病。

二、常見臨床症狀

有些人先有聲音音質變差的症狀開始，後出現肢體不便症狀；有些人先有肢體不便症狀，後有聲音音質變差的症狀出現。此病是漸進式的愈來愈嚴重，目前還沒有很有效的治療方法。

三、常見呑嚥功能障礙

此種病人最具挑戰性，通常呑嚥功能差、口腔期呑嚥困難、口腔肌肉無力、咽喉肌無力、呑嚥反應差、聲門上提無力、咽喉流動力差、咽環肌功能差。一般呑嚥臨床行爲可包括：

1. 食物流出口外或流口水。
2. 面頰肌、舌肌協調差，造成無法啓動呑嚥反應。

3. 不能將口水與食物融合在一起，不能將食物往吞後根推動。
4. 軟齶無力。
5. 推動壓力差，不能將食物送到咽喉部或食道。
6. 食道肌無力。
7. 在咽喉上有殘留的口水。
8. 無食慾，飲食不足，造成脫水或體重減輕。
9. 呼吸力量不足，咳嗽力量不足。

四、吞嚥治療原則

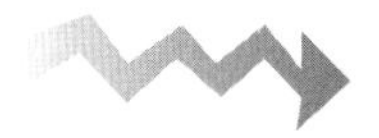

（一）初期

1. 改善食物的質感：吃軟而滑的食物，減少舌頭的負擔。
2. 建議吃高營養、高蛋白、豐富卡路里的食物。病患體力不佳，吃飯時很容易累，所以要在最短時間內，吃下最多、最營養的食物，來維持身體的需求。
3. 建議多餐，再加上吃點心，喝營養奶。
4. 每月量體重，防止體重減輕。
5. 與營養師會商，如何加強營養食物之吸取。
6. 適當做舌頭抵抗，舌後根運動。
7. 喝水時低頭吞下去。
8. 吃完後檢查聲音音質，如有水聲要清喉嚨，再吞一次。

（二）中後期

如果病患吞嚥能力愈來愈差，吃東西不能維持身體需求，或是體重一個月減了一至二公斤，或要花上一個鐘頭吃飯，飲食變成很大的負擔，病患家人要與醫生商量，要考慮用鼻飼管或是胃管來餵食，以維持體重和營養。

五、個案研討

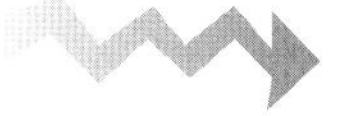

個案 陳先生

（一）病史

陳先生是一位六十三歲的商人，半年前開始覺得容易疲勞，聲音開始有嘶啞，喝水時偶而會嗆到。他到家庭醫生去檢查，家庭醫生會診結果是傷風感冒，開了感冒藥，要陳先生多休息。過了兩個月，陳先生症狀愈來愈嚴重，喝水經常會咳嗽，體重減輕，聲音愈來愈弱，有時說話時沒有聲音。陳先生再去複診時，家庭醫生建議到耳鼻喉科檢查。經照喉鏡檢查，耳鼻喉醫生診斷是右部聲門無力閉合不全。轉介語言治療和吞嚥治療。

（二）吞嚥評估

口腔吞嚥困難：口張開度有限，舌頭無力，不靈活，喝水會咳嗽，聲音有水聲，吃餅乾時要吞二至三次才可以吞下。聲音嘶啞，音質差，建議做吞嚥和嗓音治療。

治療三次後，陳先生開始有走路不穩容易跌倒現象，語言師建議：

1. 去看腦神經醫生。腦神經醫生做了許多測驗：抽血、核磁共振造影、電腦斷層掃描。診斷結果是：肌萎縮性側索硬化症（Amyotrophie Lateral Sclerosis, ALS）。
2. 改良式吞鋇吞嚥測試：測出病患是否有進口食的危險，吃什麼食物最安全，用什麼姿勢進食，是否有殘餘物在喉頭，可以用什麼方法以減少殘餘物。

（三）重點討論

1. 聲音嘶啞超過兩個星期，吃藥後不見好轉，應該馬上去看耳鼻喉醫生，作喉鏡檢查。
2. 右部聲門無力閉合不全，表示有腦神經的障礙。吞嚥困難也表示有牽涉到腦神經，此時一定要找腦神經專科檢查。
3. 症狀愈來愈加重，也表示有腦神經的障礙。
4. 肌萎縮性側索硬化症是進行式疾病，會愈來愈嚴重，目前尚無很有效的治療方法。

（四）治療方針

1. 調整食物質地，協助病患以最輕鬆的方式獲得高單位的養份。
2. 增進吞嚥安全：如使用適當的吞嚥技巧。
3. 適度增進口腔與咽喉肌肉的功能，但不可運動過度，以免加速肌肉的退化速度。

4. 病患與家屬的衛生教育。當病程發展到中後期，可能需要安裝胃管以確保營養的獲取。

（五）治療成效

陳先生在接受語言治療的諮商與治療後，能順利安全的用餐。直到數個月之後，因病情惡化才改以胃管進食。

第10章 肌營養不良症病例（Muscular Dystrophy）

一、簡介

肌營養不良症是一種漸進式的遺傳疾病，由於基因的缺陷使人體無法製造健康骨骼肌肌群所需的蛋白質，進而引進骨骼肌肌群營養消弱，導致勞動能力喪失。

二、常見肌營養不良症的臨床症狀

受肌營養不良症襲擊的肌肉群，出現肌肉無力與肌肉逐漸萎縮的現象。肌營養不良症有數種不同類型，在發病年齡、進展速度與遺傳方式上均不同。

（一）杜興肌營養不良（Duchenne Muscular Dystrophy）

最常見，約占百分之五十，是一種「性聯隱性遺傳疾病」（X-linked recessive disease），僅男性會發病，發病年齡在二至六歲，小腿與骨盆肌發生進行式萎縮，步態蹣跚，脊椎發生反常彎曲，逐漸失去行動能力，在約十至十二歲的時間須以輪椅代步，常伴隨進行性心肌衰弱，影響心肺功能，重者需要倚賴呼吸器維生，多數病患在二十歲前因心臟病症而死亡。

（二）肢—帶肌營養不良（Limb-girdle Muscular Dystrophy）

體染色體隱性遺傳疾病（autosomal recessive disease），男女皆會發病，由肩胛帶或骨盆帶肌肉開始出現肌肉萎縮現象。發病年齡不一，兒童期或中年期發病，隨病情的發展，病患的行動能力受損，將需輪椅代步。

（三）肌強直性營養不良（Myotonic Muscular Dystrophy）

這是一種嚴重的肌營養不足，特徵爲眼瞼下垂，面頰軟弱，言語困難，手足無力伸向臂、肩、小腿與臀部。

三、常見的肌營養不良症所引起的吞嚥障礙現象

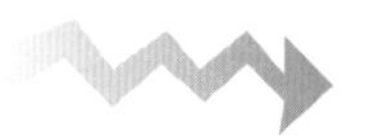

無法食用較硬的固體食物，吞嚥後口腔會有殘留的食物，喝水時容易嗆到，咳嗽無力，呼吸短促。

四、常見的肌營養不良症所引起的吞嚥障礙病理

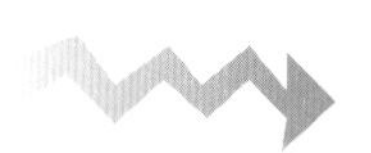

（一）口腔與咽喉肌肉無力

因肌肉無力的現象減弱口腔肌肉的力量，進而影響病患咀嚼固體食物的機能，減弱傳送食糜團力度；無力的咽喉肌會減緩吞嚥時咽喉部的提升，導致食物殘留口腔或喉嚨所引起的嗆反應；無力的聲門，無法有效咳出誤入氣管的食物，則會增加吸入性肺炎的危險性。

（二）呼吸與吞嚥的協調障礙

肌營養不良病患在發病後期，呼吸心肺功能減退，有時無法在吞嚥過程中完全閉氣，呼吸與吞嚥的協調功能較差，容易引起嗆反應。須花一至數小時的時間用餐。

五、治療方針

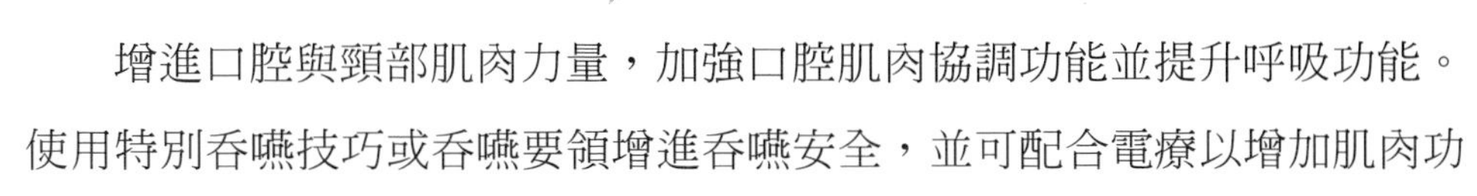

增進口腔與頸部肌肉力量，加強口腔肌肉協調功能並提升呼吸功能。使用特別吞嚥技巧或吞嚥要領增進吞嚥安全，並可配合電療以增加肌肉功能。

六、個案研討

個案一　法國姐姐

（一）病史

法國姐姐今年七十六歲，為肌營養不良症患者，父親的家族有肌營養不良家族病史。法國姐姐在二十歲前發病，近年來用餐時倍感吃力且無法吃硬食，喝水時常嗆到，用餐時間常需要一個多小時。兩年前曾因吸入性肺炎住院，之後開始接受短期合併電療的吞嚥治療，大約每半年需要接受為期一個月的吞嚥治療。法國姐姐這次因為保險公司簽約醫院的政策變更，而轉介到南加大醫院的語言治療科接受短期合併電療的吞嚥治療。

（二）吞嚥評估

中度口腔期吞嚥障礙：整體口腔肌肉無力，影響咀嚼食品的功能，因口腔肌肉無力，無法在吞嚥時在口腔產生有效正壓力，以傳送食糜團，導致吞嚥功能的效力不足。

中度咽喉期吞嚥障礙：咽喉部肌肉無力，僅局部咽喉上提，吞嚥後聲音偶有濁水聲，但咳嗽無力且肺活量差。

（三）重點討論

1. 口腔與咽喉部肌肉無力，影響整體口腔運作與咽喉上提的功能，因此增加口腔與咽喉部肌肉的力量，為治療的重點之一。
2. 法國姐姐在咽喉期吞嚥時會嗆到的主要原因，是咽喉的肌肉無力引起咽喉上提無力，聲門閉合度差，影響吞嚥時呼吸道的保護機制。因此，增加吞嚥時呼吸道的保護機制為治療要點。
3. 肺活量差亦會影響呼吸與吞嚥功能的協調，可能減弱吞嚥時呼吸道的保護機制。因此，增加肺活量亦為治療重點。
4. 法國姐姐之前對合併電療的吞嚥治療反應不錯，因電療具有訓練肌肉收縮的功能，倘若在吞嚥治療中加強口腔與咽喉部肌肉運動，則可增加療效，可延緩肌肉萎縮的速度。

（四）治療方針

1. 建議飲食：柔軟軟食，濃度略稠的飲料。

2. 增加口腔的力量：著重舌頭與下頜運動。
3. 增進呼吸道保護：增進咽喉上提的力量與聲門緊閉的力量，以及肺活量。
4. 吞嚥技巧訓練
   (1) 吞嚥時姿勢要坐直。
   (2) 小口進食。
   (3) 細嚼慢嚥。
   (4) 要求病患低頭用力吞，以保護呼吸道。
   (5) 吞後咳嗽再吞一次以清喉嚨。
   (6) 交替固體與液體食物，以清除口腔內殘餘的固體食物。
5. 提供居家治療運動手冊。

（五）治療成效

法國姐姐相當認眞配合治療師所擬定的治療計畫，每天花一到兩個小時完成居家治療運動手冊內的功課。經八次的語言治療，法國姐姐已能順利的在半小時內順利用餐完畢。

個案二 法國妹妹

（一）病史

法國妹妹今年六十九歲，爲肌營養不良症患者，是法國姐姐最小的妹妹。法國妹妹在六歲前發病，近年來用餐時倍感吃力且無法吃硬食，喝水時偶爾嗆到，用餐時間常需要一個多小時。因法國姐姐吸入性肺炎的前車之鑑，便與法國姐姐一起接受短期合併電療的吞嚥治療，以預防吞嚥障礙可能引起的併發症。法國妹妹也因保險公司簽約醫院的政策變更，而轉介到南加大醫院的語言治療科接受短期合併電療的吞嚥治療。

（二）吞嚥評估

中度口腔期吞嚥障礙：整體口腔肌肉中度無力，與口腔唾液分泌不足，影響咀嚼食品與傳送食糜團的功能。

輕度咽喉期吞嚥障礙：輕微咽喉部肌肉無力，局部咽喉上提，吞嚥後聲音偶有濁水聲，但咳嗽力度較差。

（三）重點討論

1. 口腔與咽喉部肌肉力量不足，影響整體口腔運作與咽喉上提的功能，因此增加口腔與咽喉部肌肉的力量，爲治療的重點之一。
2. 法國妹妹在咽喉期吞嚥時會嗆到的主要原因，是咽喉的肌肉弱引起咽喉上提差，聲門閉合度弱，影響吞嚥時呼吸道的保護機制。因此，增加吞嚥時呼吸道的保護機制爲治療要點。
3. 法國妹妹之前對合併電療的吞嚥治療反應不錯，因電療具有訓練肌肉收縮的功能，倘若在吞嚥治療中加強口腔與咽喉部肌肉運動，則可增加療效，以延緩肌肉萎縮的速度。

（四）治療方針

1. 建議飲食：柔軟軟食，一般的飲料。
2. 增加口腔肌肉的力量：著重舌頭與下頷運動。
3. 增進呼吸道保護：增進咽喉上提的力量與聲門緊閉的力量。
4. 吞嚥技巧訓練
   (1) 吞嚥時姿勢要坐直。
   (2) 小口進食。
   (3) 細嚼慢嚥。
   (4) 吞後咳嗽再吞一次以清喉嚨。
   (5) 交替固體與液體食物，以清除口腔內殘餘的固體食物。
5. 提供居家治療運動手冊。

（五）治療成效

法國妹妹相當認眞配合治療師所擬定的治療計畫，每天花一到兩個小時完成居家治療運動手冊內的功課。經八次的語言治療，法國妹妹已能順利的在半小時內順利用餐完畢。

第4篇

病人、家屬、護士、醫生在職教育

在提供吞嚥評估和治療時，語言治療師一定要花很多時間在與病人、家屬、護士和醫生溝通，交換意見或是提供有關吞嚥方面的知識。一一介紹如下。

一、病人／家屬

語言治療師在做床邊評估吞嚥時，一方面問病人或家屬有關病人的病史和吞嚥困難的情形，一方面也在提供病人和家屬有關評估後的結果和吞嚥治療的項目和目的。通常病人和家屬對吞嚥方面知識十分貧乏，此時語言治療師要解釋：

1. 正常吞嚥的過程。
2. 病人吞嚥困難的階段（口腔、咽喉或是食道期？）
3. 吞嚥評估後的建議，是否應該進口食，或是不能進口食；吃的食物是固體、半固體、軟質、喝水的濃度（清或是稠）；吃飯的姿勢和技巧來防止咳嗽，保持進食的安全。
4. 如果建議病人做吞嚥治療，那麼吞嚥治療的項目、目的和治療的方針，要與病人、家屬協商，納入家屬的目標，得到他們的同意，而與語言治療師配合，這樣才可以達到最好的治療。
5. 若預測病人有大約三個星期以上不能安全進口食，則必須與病人、家屬討論要靠鼻飼和胃管裝置的可能性。語言治療師要分析裝鼻飼或是胃管的利與弊，並且與營養吸取的密切關係。

二、護士在職教育

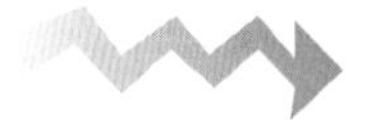

語言治療師在醫院工作時，一定要與護士有良好的互動關係，護士是語言治療師的良好伙伴，共同在吞嚥方面爲病人提供最好的服務。

語言治療師爲了要讓病人得到良好的護士照顧，來維護進食的安全度，一定要經常舉辦護士在職教育。在職教育的目的可分爲下列項目：

1. 語言治療師與護士的團隊互動的重要性。
2. 什麼是吞嚥困難？
3. 如何防止肺炎的產生。
4. 口腔衛生的維護的重要性。
5. 如何安全的餵病人吃東西？
6. 中風後的吞嚥處理方案。

語言治療師與護士的團隊互動如下：

1. 目的：
   (1) 當病人有吞嚥困難時，護士可以提供最安全的餵食技巧來幫助病人達到進食安全的目的，而不會產生肺炎。
   (2) 語言治療師可以訓練護士如何利用吞嚥技巧來防止嗆到或咳嗽。
   (3) 護士會知道病人可以吃的食物，質感和水的濃度。
2. 器材準備：
   (1) 吞嚥菜單。
   (2) 保持口腔清潔的用具：牙刷、毛巾、冰凍檸檬棒（lemon swabs）。

(3) 吸管、杯子。

(4) 枕頭（用來幫助調整病人餵食的體位、姿勢）。

三、在職教育資料大綱

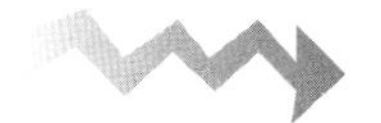

1. 正常吞嚥過程（詳情可參考本書第3頁到第5頁）：

(1) 口腔準備期。

(2) 口腔期。

(3) 咽喉期。

(4) 食道期。

2. 常見的吞嚥障礙和臨床症狀。

3. 餵食姿勢的重要性：

(1) 讓護士喝一小口水，含水在口中，要吞的時候低頭往前傾。

(2) 讓護士平躺在椅子上，頭往後仰，喝一口水。

(3) 討論餵食姿勢往前傾和往後仰與吞嚥時嗆到的關係。

(4) 如何利用枕頭來幫助病人調整姿勢。

4. 吞嚥注意事項的原因（詳情可參考第三章第47頁）。

5. 口腔衛生與防止吸入性肺炎的重要性。

6. 吞嚥代償技巧來幫助病人的意義：

(1) 吃飯時給冰塊。

(2) 上聲門吞嚥法。

(3) 孟德森法。

(4) 用力吞法。

(5) 多次吞法。

(6) 交換食物法。

四、醫生在職教育

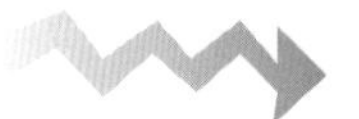

要通知或是照會醫生有關吞嚥的重要性，是一件具有很大挑戰性的工作。一般來說，語言治療師一定要慢慢的與醫生群建立良好的互動關係後，才有機會與醫生互動。最好與醫生互動的時間是在醫生轉介病人到語言治療室，做吞嚥評估時；當語言治療師做完吞嚥評估後，一定要通知轉介醫生有關病人的吞嚥情形，以及你可以建議的事項。

另一個互動的管道是，當醫生做床邊會報（bedside rounds）時，你也可以參加，如有適當的機會，你也可以參與病案的討論和提供適當的建議。

醫生在職教育資料樣本

在醫生轉介病人到語言治療師做吞嚥評估後，語言治療師可藉此機會寫一封信給醫生，通知他有關吞嚥方面的處理。

下列是此信的樣本，列出以供大家參考：

時間／日期：________________

主題：吞嚥處理

親愛的主治醫師：

謝謝您轉介病患××到語言治療室做吞嚥的評估，病患××目前的吞嚥情形如下：

口腔期：中度嚴重，舌頭無力。

咽喉期：中度嚴重，吞嚥反應遲緩（<4秒）

食道期：輕度嚴重，有殘留物。

我目前建議病患可以進口食、食物是半固體食物、喝清水，但是病人要按照吞嚥要領進食。病人應該接受吞嚥治療，治療的方針是注重在

1. 增加病人口腔肌肉靈活度。
2. 增加病人的咽喉肌肉力量。
3. 減少進食時會嗆到的次數。
4. 防止吸入性肺炎的產生。

一般來說。語言治療師在做床邊吞嚥評估時，可能有百分之四十的病人有靜止性的吸入性肺炎（Silert Aspiration）的可能性，也就是說，當食物進入他們肺部時，他們不會咳嗽。語言治療師在做床邊評估時，如果懷疑病人可能有靜止性的吸入性肺炎的危險性，此時會建議病人做吞鋇吞嚥測試（Modified Barium Swallow Study），此測試的主要目的是檢查病人是否有抽吸（Aspiration）的危險性。何時進入肺部，如何利用不同的方法、食物來防止抽吸而讓病人安全進食。

我希望能有機會參與您面對面討論此個案，如果你有任何疑問，請您與我連絡。

我的連絡電話是：________________________

謝謝您的轉介

____

語言治療師

五、家屬訓練資料

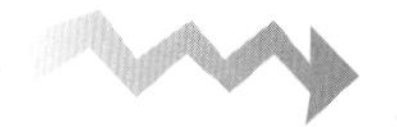

語言治療師一定要注重訓練家屬如何利用吞嚥餵食要領和技巧來達到病人的吞嚥安全。

______1. 家人可以示範下列幫助病人：

(1) 坐高體位九十度。

(2) 可以用枕頭幫助病人調整體位。

______2. 家人可以示範下列代償技巧幫助病人：

(1) 吃飯時給冰塊，濕潤口腔。

(2) 上聲門吞嚥法。

(3) 孟德森法。

(4) 用力吞法。

(5) 多次吞法。

(6) 交換食物法。

(7) 其他。

______3. 家屬能按照吞嚥要領。

______4. 家屬能夠保持病人口腔衛生。

第5篇

吞嚥異常臨床決策的道德考量

語言治療師在做吞嚥治療時，常常遇到一些有爭議的個案，例如治療師明明知道病人進口食不安全，有吸入性肺炎的可能性，但是病人堅持要口食，治療師該如何？或是醫生有顧慮，不能用鼻飼管，要治療師訓練病人和家屬時仍然進口食，治療師該如何？另外有些病人，已經是癌症末期，或是年老、癡呆，治療師應該如何？

美國語言治療師協會（ASHA, 1995）提供一些基本指導原則，道德考量第一條文陳述如下：「每一個專業人員必須要尊重他們的服務人群的意願，以他們的最高福祉爲考慮的準則。」（Individuals shall honor their responsibility to hold paramount the welfare of persons they serve professionally.）

在下列二項條文中也提供一些指導原則：

Rule D：「每一個人必須詳細通知他們的服務人群，有關他們提供的服務性質和可能的效果與產品。」（Individuals shall fully inform the persons they serve of the nature and possible effects of services rendered and products dispensed.）

Rule F：「每一個人絕對不能保證任何治療的效果，不能直接或暗示的表明；然而他們可以陳述他們提供的服務項目之可能進展。」（Individuals shall not guarantee the results of any treatment or procedure, directly or by implication; however, they may make a reasonable statement of prognosis.）

1990年病患自主決定條文（The Patient Self Determination Act）（Omnibus Budget Reconciliation Act of 1990）中規定，所有醫院和老人院如果接受政府醫療卡給付者，必須要通告病患他們的權利並且提供自主意願書和法律代理人（advance directives like living wills, healthcare surrogates, and durable power of attorney.）

自主意願書（An advance directive）是法律證書，其中陳述病患決定要接受什麼醫療項目，在病危時做什麼決定，只要年滿十八歲，神智清楚就可以寫一份自主意願書。此項證書在病患失去自主意願時開始有效。

一、吞嚥異常危險性的考量

當病人有吞嚥異常時，通常具有下列的危險性：

※抽吸（吸入性肺炎）。

※發燒。

※聲音有水聲。

※進食時咳嗽或嗆到。

※拒絕進口食或吃某種食物。

※吃飯時間很長或者要多次進食才可維持營養。

※吃飯時有不舒服的感覺，胸部表情緊張或者吞食物時會痛。

※多次肺部感染、發炎。

※多次尿道感染。

※營養不良。

※脫水。

※肺部感染而隔離。

※沮喪。

語言治療師在做完吞嚥測試後，一定要考慮到以上的危險性，並且建議治療師來減少病人有營養不良的情形，有脫水的現象，避免病人與外界隔離，增加病人生活的品質和尊重病人的決定。如何在減少吞嚥異常危險性與尊重病人自主志願上，達到平衡是一件不容易的事。現在筆者將舉一些個案來討論這項很重要的臨床決策。

二、個案研討

個案一

王生生患有老人癡呆症，未患病前並沒有簽署自主意願書，如今他已經骨瘦如柴，吃不多食物，但是家人拒絕裝胃管，認爲裝胃管會讓病患不舒服。

請問你該怎麼辦？

可能的答案是：

1. 王先生的老人癡呆症是初期、中期，還是末期？他是否可以自己做決定，如果是初期，他還可以自己做決定，那麼語言治療師要尊重病人和家屬的決定。
2. 語言治療師應該找主治醫生、社工人員陳述你的憂慮。
3. 如果王先生不能自己做決定，語言治療師應該將你的顧慮告知主治醫生和社工人員，也許要上法庭找到不同法律代理人。

個案二

陳先生中風入院，做完吞鋇吞嚥測試，有食物進入氣管，咳不出來，但是家人堅持病人進口食，並且要求治療師幫助進口食。

請問你該怎麼辦？

可能的答案是：你完全確認病患沒有其他餵食的技巧，可以防止食物進入氣管？是什麼食物進氣管？水？固體？濃稠食物？病患可以低頭進食嗎？他的認知能力好嗎？他可以學習用特別吞嚥技巧來進食嗎？家人很照顧病人嗎？還是有虐待病人？你如果不幫助病人，不提供最安全的進食技巧，你有道德義務嗎？你有病患進口食同意書表格讓病患和家人簽字同意嗎？

個案三

林先生患有阿茲海默症，患病前有簽署自主意願書，不願意裝胃管，做完吞鋇吞嚥測試後，不論用什麼代償方式，食物都會進聲門氣管。醫生和家人已決定不裝胃管，醫生決定病人吃打碎食物和濃汁，並且要語言治療師餵病人，因爲治療師知道如何餵病人。

請問你該怎麼辦？

你該餵病人嗎？可能的答案是：在醫院裡，醫生可以決定病人的進食方式，如果醫生已要求語言治療師介入，你可以考慮短期介入訓諫家人如何以最安全的方法來進口食，減少肺炎的機率，最重要的是要病人家屬在進口食同意書上簽字，你也要在治療報告中記錄如下：「語言治療師已給病人和家屬同意書，他們完全瞭解進口食的危險性，但是尊重家人和病人的自主權，語言治療師也與主治醫生交換意見，同意由語言治療師教病人和家屬最安全方法進口食。」

進口食同意書

病人姓名：＿＿＿＿＿＿＿＿＿＿

我決定雖然醫生勸告我不要用口進食，但我仍決定要吃喝。這是違反醫生的決定。

醫生已知會我進口食的危險、後果及採用其他餵食方法，以保證足夠的營養。

我明白從口餵食，如在飲食時，食物會有進入肺部的可能性，可引起肺炎，及發展為其他嚴重後果，但我仍希望能繼續從口餵食。

我對於所有已被解釋的危險、後果，及採用其他餵食方法已完全明白。我會對此決定負完全責任。

我就此解除責任醫師及其它一切有關的醫師、醫院有關人員及其它代理人對因我所做的決定而引起的任何傷害及病情加重的後果的責任。

日期：＿＿＿＿＿＿＿＿＿＿時間：＿＿＿＿＿＿＿＿＿＿上午／下午

簽名：＿＿＿＿＿＿＿＿＿＿

如不是病人本人簽名而由別人代簽，請註明與病人的關係（必須是直系親屬）：＿＿＿＿＿＿＿＿＿＿

在場目擊者：＿＿＿＿＿＿＿＿＿＿

我本人已知會病人所有由口進食的危險、後果，及採用其他餵食方法。

有關事項備註：＿＿＿＿＿＿＿＿＿＿

日期：＿＿＿＿＿＿＿＿＿＿時間：＿＿＿＿＿＿＿＿＿＿上午／下午

醫師簽名：＿＿＿＿＿＿＿＿＿＿語言治療師簽名：＿＿＿＿＿＿＿＿＿＿

個案四

陳先生是一位三十九歲的病患，他從小就患有腦性痲痺，一直住在家中，由父母照顧，這一次因爲肺炎住院，在床邊吞嚥評估時，陳先生有肺部感染，吃不同食物時都有咳嗽，花很長的時間在吃飯上，體重很輕，父母餵食時，陳先生有痛苦的表情。語言治療師建議做吞鋇吞嚥測試。吞鋇吞嚥測試的結果是：陳先生口腔階段吞嚥困難，對固體、液體都有困難，尤其是因爲吞嚥反應遲緩，在咽喉期時，有靜止性的誤吸，食物有一部分進入肺部，而陳先生不會咳嗽，語言治療師將吞鋇吞嚥測試結果與陳先生父母討論，但是陳先生父母仍然堅持陳先生進口食，請問你該怎麼辦？

建議事項：

1. 語言治療師可以建議陳先生父母最安全的餵食姿勢和方法，並且示範給他們看。
2. 觀察父母餵陳先生的姿勢和方法。
3. 經常量陳先生的體溫和進食的反應。
4. 與陳先生父母討論裝鼻飼和胃管的可能性，還有營養的考量。
5. 與主治醫生、社工人員討論有關陳先生的情形。
6. 陳先生父母簽署進口食同意書。

個案五

湯先生是一位六十六歲的舌癌患者，他在九年前接受放射療法，一直都是進口食，雖然在進食時有經常咳嗽現象，但一直未患有肺炎而入院過。今年二月份，因爲小腸炎住院治療再加上呼吸道感染，而裝上氣切管。在醫院中接受吞鋇吞嚥檢查，結果是有食物進入肺部，醫生建議裝胃管，湯先生也同意了。住院一個月之後出院回家，現在回到門診部語言治療部門，接受吞嚥治療。目前湯先生已經接受吞嚥治療二個月，已也明顯的進步，喝水時，咳嗽時間不多，再次做吞鋇吞嚥測驗發覺，湯先生可以利用吞嚥技巧，將在聲門上的殘留物咳出來，可見他的咳嗽力量足夠，他可以利用此方法喝水和吃少量的軟質食物，請問此時，你應該建議什麼？湯先生是否可以進口食呢？

建議事項：

1. 語言治療師此時應該考慮湯先生是否可以有足夠的認知能力，遵守吞嚥的要領和方法來進口食。如果湯先生是有很好的認知能力，並且有足夠的咳嗽力量將食物咳出，此時可以與湯先生討論進口食可能的危險性和不進口食的後果。
2. 一位患舌癌的患者，因爲已接受到放射治療，如果不做頸部、舌頭運動和不吃東西，肌肉纖維化會一直增加，會造成永久的吞嚥困難。
3. 此個案雖然進口食有一些危險性，但是湯先生有足夠的認知能力和警覺性，可以遵照語言治療師的建議來少量開始進口食。
4. 此時語言治療師建議進口食時的事項如下：
   (1) 開始少量吃軟質食物，喝清水。
   (2) 喝一口清水，喝完後立刻咳嗽，將可能誤吸的水咳出。
   (3) 檢查自己的聲音，如果有水質再咳嗽一下
   (4) 吃軟質食物前先將橄欖油（Olive Oil）塗在舌頭上，增加滋潤

度、滑感。

(5) 吃一口食物後，再喝一些清水，將食物吞下去。

(6) 每天量體溫，檢查是否有發燒現象。

湯先生目前已經進口食三個星期，肺部功能正常，沒有發燒現象。

個案六

王先生今年四十歲，因爲槍傷脊椎而入院，他目前是四肢癱瘓，有氣切管，並且要靠呼吸器呼吸，住院已有一個月，已經患有肺炎二次，他目前溝通方式是用字母板，拼出字來溝通。語言治療師做過床邊吞嚥評估，評估結果是病人有食物進入氣管的現象，有些食物可以在抽痰時抽出來。語言治療師與主治醫生商量，而建議裝胃管來維持營養，但是王先生拒絕裝胃管，並且堅持要進口食，如不進口食，他寧可死亡。語言治療師也與病人家屬討論有關進口食的危險性，家屬也知道並且瞭解進口食的危險性，但是家屬仍然希望王先生繼續進口食。

個案分析：此個案很明顯的有很大的道德考量衝突，並且牽涉到下列的臨床決定：

1. 建議用胃管保持營養，完全不進口食。
2. 建議用胃管保持營養，但少量的進口食。
3. 完全進口食，如果病人吃不足時，用鼻飼管或其他補給品來加強營養。

此個案牽涉到是否要尊重病人、家屬的意願以及語言治療師職業道德的考慮，如何在此二項得到一個平衡。

另外也要考慮的因素是：病人的自主權、足夠的認知能力、能夠做明確的決定，還有家屬對病人決定的支持、病人生活的品質考量。

將所有的因素列入考慮的項目，即使語言治療師知道病人進口食的危險性，病人的自主權乃占有優勢，

三、結論

語言治療師在處理病人吞嚥的個案時，有很大的挑戰性。最重要的是語言治療師、病人、家屬和醫療團隊共同合作、配合，來幫助病人達到進口食的安全性。

語言治療師可以建議吞嚥治療，利用最安全的吞嚥方法和食物的調整、餵食的技巧來減少病人吸入性肺炎的產生。

最重要的一點是，語言治療師一定要與治療團隊討論，找出最適當的方法來幫助病人達到安全的進口食，減少肺炎的產生，以提高病人生活上的品質。

參考文獻

歐陽來祥（2014）。頭頸部腫瘤語言和吞嚥復健手冊：臨床實用手冊。臺北市：華騰文化。

朗文實用醫學辭典

American Speech-Language-Hearing Association (1994). Code of ethics. *Asha, 36*(March, Suppl. 13), 1-2.

Beauchamp, T. L., & Childress, J. F. (1989). *Principles biomedical ethics*. New York, NY: Oxford University Press.

Campbell-Taylor, I., & Fisher, R. H. (1987). The clinical case against tube feedings in palliative care of the elderly. *Journal of the American Geriatric Society, 35*, 1100-1104.

Gangale, D. (1993). *The source for oral & facial exercises*. East Moline, IL: LinguiSystems.

Groth, M. (Ed.) (1992). *Dysphagia: Diagnosis and management* (2nd ed.). Boston, MA: Butterworth-Heinemann.

Hegde, M. N. (1996). *Pocket guide to treatment in speech-language pathology.* San Diego, CA: Singular.

Horner, J. (1995). *CEPA workshop*. Chicago.

Lazarus, C., Logemann, J. A., & Gibbons, P. (1993). Effects of maneuvers on swallowing function in a dysphagia oral cancer patient. *Head and Neck, 15,*

419-424.

Linden, P., & Siebens, A. (1983). Dysphagia: Predicting laryngeal penetration. *Archives of Physical Medicine and Rehabilitation, 64*, 281-284.

Logemann, J. A. (1983). *Evaluation and treatment of swallowing disorders*. San Diego, CA: College Hill Press.

Logemann, J. A. (1993). *Manual for the videofluorographic study for swallowing* (2nd ed.). Austin, TX: Pro-ed.

Merers, R., & Grodin M. (1991). Decision making regarding the initiation of tube feedings in the severely demented elderly: A review. *Journal of the American Geriatric Society, 39*(5), 526-531.

Muscular dystrophy. Retrieved from http://www.kidshealth.org/teen/diseases_conditions/bones/muscular_dystrophy.html

Perlman, A. (1997). *Deglutition and its disorders*. San Diego, CA: Singular.

Sandstead, H. (1990). A point of view: Nutrition and care of terminally ill patients. *American Journal of Clinical Nutrition, 52*, 767-769.

Splaingard, M. L., Hutchins, B., Sulton, L. D., & Chaudhuri, G. (1988). Aspiration in rehabilitation patients: Videofluoroscopy vs bedside clinical assessment. *Archives of Physical Medicine and Rehabilitation, 69*, 637-640.

Swigert, N. B. (1996). *The source for dysphagia*. East Moline, IL: Lingui Systems.

NOTE

NOTE

NOTE

NOTE

NOTE

國家圖書館出版品預行編目資料

吞嚥困難評估和治療：臨床實用手冊 ＝
Evaluation and treatment of swallowing
disorders : clinical handbook / 歐陽來祥
編著. -- 初版. -- 臺北市：心理, 2008.07
面； 公分. --（溝通障礙系列；65017）
參考書目：面
ISBN 978-986-191-159-5（平裝附光碟片）

1. 吞嚥困難

415.51　　97010791

溝通障礙系列 65017

吞嚥困難評估和治療：臨床實用手冊

編 著 者：歐陽來祥
整 理 者：劉欣怡
責任編輯：郭佳玲
總 編 輯：林敬堯
發 行 人：洪有義
出 版 者：心理出版社股份有限公司
地　　址：231 新北市新店區光明街 288 號 7 樓
電　　話：(02) 29150566
傳　　真：(02) 29152928
郵撥帳號：19293172　心理出版社股份有限公司
網　　址：http://www.psy.com.tw
電子信箱：psychoco@ms15.hinet.net
駐美代表：Lisa Wu（lisawu99@optonline.net）
排 版 者：辰皓國際出版製作有限公司
印 刷 者：東縉彩色印刷有限公司
初版一刷：2008 年 7 月
初版四刷：2019 年 1 月
I S B N：978-986-191-159-5
定　　價：新台幣 400 元（含光碟）